你知道的
她都整过

—— 陈莉敏的美貌速成指南

陈莉敏 著

U0391015

 广西科学技术出版社

著作权合同登记号　桂图登字：20-2015-053号

中文简体版通过成都天鸢文化传播有限公司代理，经香港红投资有限公司授予广西科学技术出版社独家发行，非经书面同意，不得以任何形式，任意重制转载。本著作限于中国大陆地区发行。

图书在版编目（CIP）数据

你知道的她都整过——陈莉敏的美貌速成指南/陈莉敏著.—南宁：广西科学技术出版社，2016.6

ISBN 978-7-5551-0483-4

Ⅰ．①你… Ⅱ．①陈…Ⅲ．①女性－美容－整形外科学 Ⅳ.①R622

中国版本图书馆CIP数据核字（2016）第078730号

NI ZHIDAO DE TA DOU ZHENGGUO——CHEN LIMIN DE MEIMAO
SUCHENG ZHINAN
你知道的她都整过——陈莉敏的美貌速成指南

作　　者：陈莉敏		产品监制：陈恒达	
责任编辑：陈恒达　陈　瑶　刘　洋		版权编辑：王立超	
责任印制：林　斌		责任校对：曾高兴　田　芳	
封面设计：古涧文化·任熙		版式设计：谢玉恩	

出 版 人：韦鸿学	出版发行：广西科学技术出版社	
社　　址：广西南宁市东葛路66号	邮政编码：530022	
电　　话：010-53202557（北京）	0771-5845660（南宁）	
传　　真：010-53202554（北京）	0771-5878485（南宁）	
网　　址：http://www.ygxm.cn	在线阅读：http://www.ygxm.cn	

经　　销：全国各地新华书店		
印　　刷：北京卡乐富印刷有限公司	邮政编码：100162	
地　　址：北京市大兴区西红门镇一村福益路6号		
开　　本：710mm×980mm　1/16		
字　　数：200千字	印　　张：11	
版　　次：2016年6月第1版	印　　次：2016年6月第1次印刷	
书　　号：ISBN 978-7-5551-0483-4		
定　　价：39.80元		

目录 Index

推荐序

为自己狠狠地活一次

胡杏儿 6

等闲一位美容科医生都不及她

Dr. June Leung 7

自序

"没女"要翻身 9

▶ 画出我人生 11

整过之后才知道的事

美容小白鼠的心得谈 14

别以为整了就一定变美 17

整容与毁容间只差 1mm 18

打肉毒别贪心 19

盘点 Q 的整形之最 20

毛发

睫毛变浓密的方法 24

百变的植发手术 26

提眉术让双眼上扬 28

眼部

凸凸的眼袋 32

小心染料 33

无刀提眼疗程　36

眼睛变大的方法全解析　39

▶ 我的双眼皮是这样"整"成的　42

▶ 我要丰满眼窝　42

填补凹眼窝　43

人人都爱双眼皮　46

再度缝双眼皮　51

鼻子

隆鼻要三思　58

我的隆鼻史　60

找哪位医生好　67

手术前的保养　71

手术后的修复　72

隆鼻后的地狱期　75

▶ 跟假鼻子分手　79

脸部

胎盘素导入　82

激光去斑勿频繁　84

整掉皱纹　86

对付松皮　89

聚焦超声波紧肤　93

立体电波细致毛孔　96

埋线回春　99

▶ 埋线，UP UP 脸皮　103

八点注射拉提　104

下巴

消脂针消灭双下巴　108

尖下巴养成记　110

牙齿

"隐适美"不适但会美　114

胸部

大咪不是幸福的保证书　118

自体脂肪丰胸　　　　　　　119

▶ 乳房的秘密　　　　　125

▶ 隆胸须知　　　　　　125

抽脂丰胸的后续保养　　　126

手部

用脂肪来丰手　　　　　　132

腋下

腋下失禁大作战　　　　　136

身体

电波拉皮雕塑腹臀腿　　　140

激光和肉毒杆菌来瘦腿　　144

超声波杀脂　　　　　　　146

低温体雕拯救小肚腩　　　149

抽脂是一条不归路　　　　151

双腿二度抽脂　　　　　　152

那些你不知道的医美真相

走出医美迷宫　　　　　　156

肉毒秘事　　　　　　　　161

没有永恒的整形手术　　　164

整形前要知道的事　　　　166

别做医美急先锋　　　　　167

韩国整形的恐怖故事　　　168

针出个急性败血症休克　　171

▶ 注射美容失败后　　173

后记

整形是为悦己而容　　　　174

为自己狠狠地活一次

"Live your life!" 这个大道理说易行难，自己还是每天在学习，但 Queenie 对我来说，绝对是践行这个大道理的佼佼者。

如果你不相信有轮回或有 "after life" 这回事，那么，我们真的只会活一次，倘若这一次你能活到 80 岁，那就是说你将会有大约 29200 天，亦即是大约 700000 个小时去实践这个道理，当看到这些数字后，我们是否也应该像 Queenie 一样？

不要害怕别人的眼光和想法，无论生理上还是心理上，都为自己狠狠地活一次吧！

著名演员 歌手
胡杏儿

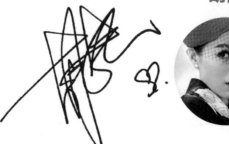

等闲一位美容科医生都不及她

Queenie（Q）是那种叫你纵使只是在茶餐厅里的电视上瞥见一眼都想停下来听听她有什么话要说的人，用潮语来解释即是"吸睛"。

Q 给我们的享受是立体的，叫人看得舒服。这跟整形、化妆无大关系，是神态与举止。第一次与她见面应该是在电视节目《求爱大作战》庆功之后吧。朋友们喜欢到我家来有一搭没一搭地闲聊，不怕狗仔队，不怕隔墙有耳，不会给人拍到失态照片，更不怕有人装超级先进的窃听器在餐桌下。于是大家都素颜，都口不择言，都可以横七竖八地大吃大喝；然而，纵使酒过三巡，Q 仍然优雅。不要误会她是拘谨，喜欢大笑的她，笑靥如花。大家当我老大姐，什么都会问，但 Q 问的都是有深度的问题，而且态度诚恳，大眼睛中闪着很想知道答案的神情。向来喜欢以美酒佳肴招呼客人，但我自己滴酒不沾。那一晚我却醉于 Q 的粉嫩。对，Q 的眼神是粉红色的，神情是鲜嫩的。

有一次与两位密友饭聚，大家肆无忌惮地谈到整容，年轻大胆的她们跃跃欲试，但又怕痛又怕手术有风险。我提议不如问 Queenie 吧。小朋友甲立即说："原来你认识 Queenie！"她杏眼圆睁，像怪我为什么不早说。于是，我这个老人家厚着脸皮，巴巴地打个电话给 Q，唐突地问她这项整容手术的种种。接通电话，道明来意之后，把手机改为免提放在桌子上让大家都听清楚，有问题亦可以自己直接问。怎料接下来的 10 分钟完完全全是一篇完美的演讲——洒脱、简洁、到位、资料全面、

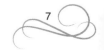

词汇丰富、表达能力极强，更难得的是声音悦耳，完全没有讨厌的懒音。听完之后我们三人瞠目结舌，都惊叹原来美容达人的头衔并非浪得虚名。我敢非常肯定地说：等闲一位美容科医生都不及 Q 专业，当然更不及她的中肯与全面。

Q 的多才多艺也是叫人折服的，在网络上搜索"Queenie Chan"吧，教网友化妆、卸妆、护肤、做小手工、用过期的化妆品画国画等短片一应俱全，而且步骤简单，内容又风趣幽默。印象最深刻的是一部叫"画出我人生"的短片（详见第 11 页），Q 用平静的语气把不平凡的前半生坦诚地一一交代，令人动容，推荐大家一看，你会更爱 Q 的。Q 自称"老娘"，我觉得蛮适合的，何必装稚嫩呢。Q 是一个有故事有来历有胆识有承担的女性，难得的是她执着于对美、对真爱的追求。

拿着这本书，看官不妨留神感受一下，仿佛鼻端传来一抹椰香，那是 Q 送给你的温柔。

遵理集团创办人
Dr.June Leung

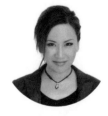

"没女"要翻身

每个女人天生都是"没女"，大家各有不同程度的缺憾。

有些女生，有美丽的外表，有良好的家庭背景，有聪慧的头脑，有学识，有钱，有许多人疼爱，但她们却恃宠而骄，不懂随和之道。这些天之"骄"女其实也是"没女"，她们没有世故的敏锐，没有谦虚的心，没有经历，更没有强大的内心。

有些女生，长得虽然漂亮，却极度自恋，极度自我自私，不懂上进，心态很负面，这些可被归类为"空壳没女"，除了外表和物质，她们没有灵魂，没有善良之心。

接下来便是没有外在条件的"没女"们了。没有外在的优势，有些女生会比别人加倍努力，更加进取。

有些女生会自暴自弃，以那天生的"不幸"作自己懒惰的借口。

有些"外貌没女"会不断升级自己的人生，制定目标，五官不美，但人生经营得很美。

有些"负能没女"会把怨念放大，将心中的不快乐转换成毒舌别人的能量，天天抱怨，时时批判，不思进取，不务正业，态度恶劣。这些"极品没女"的世界很空很虚却又渴望被爱，无力感和愤怒淹没希望。

仔细想，我应该属于"混搭没女"。

小时候没有父爱，跟母亲也缘浅，样貌身材一般，有点小聪明，恃家里经济不错，有轻微公主病，年轻时有青春却没志气、没内涵，满脑子想找优质男友，孤芳自赏却芬芳有限。幸好懂得反省，心态正面，积极好学，在失败和伤害中醒悟。在过去的十几年里，不断为外表和思想整形，我觉得自己已经转型，从一个不知足、依赖爱情的"内涵没女"变成"开心自在，青春不在的没女"。

数十年后，我这"没女"将会没有健康、没有记性、没有骨胶原、没有子女……在逐渐失去的同时，我们也应该不断为自己争取美好。

没有爱情的便放大亲情；没有财富的便努力创造财富；没有学历的便持续进修；没有朋友的便改变自己、改变待人态度，令自己变得更可爱；没有好身材的也不等于可以放纵自己的胃，不做运动，应铁心健身，追求健美体魄；没有快乐的便赶紧给自己"思想脱贫"。有长相并不代表拥有幸福的门，没美貌不代表人生永远不美好。人生欠缺什么，便用自身其他长处来弥补。女人不可能完美，但女人可以用正面思想和正向能量令自己在不同的人生阶段中愈变愈美。

每一个女生都是不同程度、不同种类的"没女"和"美女"。无论你是哪一种，只要心中有爱，就算遇上障碍也不会自怨自艾。成为更好的人就是"没女"们的终极任务，一起加油！

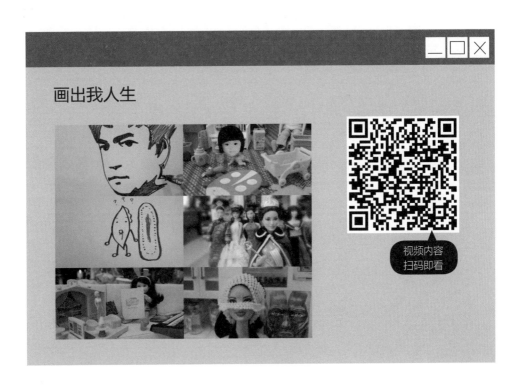

画出我人生

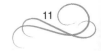

视频内容
扫码即看

{ 整过之后
才知道的事 }

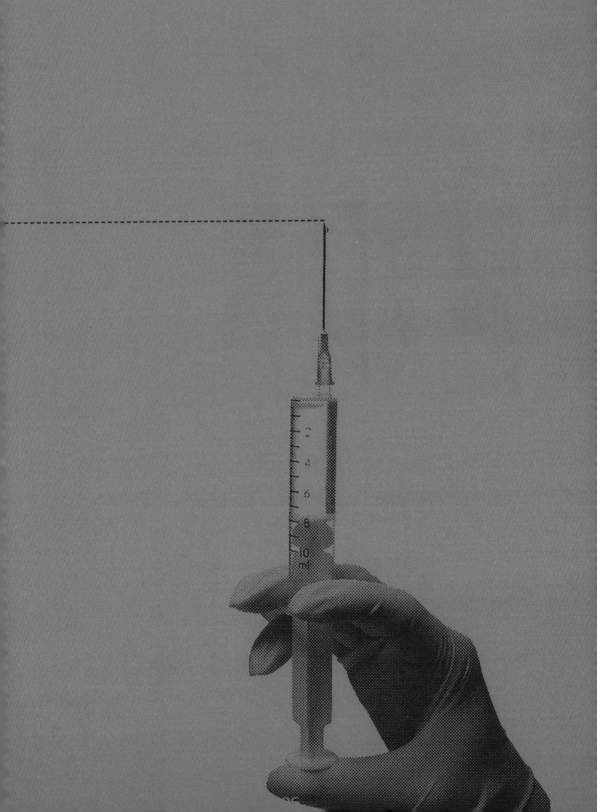

美容小白鼠的心得谈 ★

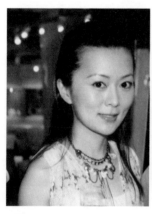
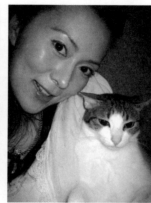

35岁的Q做了鼻子，戴了牙套，打了肉毒瘦脸，抽了大腿脂肪……眼、唇、额头、下巴从未动刀下针。那时的鼻子是不错的，只是侧面看有些L形。

做了十几年的美容小白鼠，我的经验和教训让我得到几个心得。

如果可以利用化妆技术或保养品改善的话，不要轻易尝试微整或手术。

不要随便去文眼线

如果可以利用化妆技术或保养品改善的话，不要轻易尝试微整或手术。例如眼睛无神的朋友不要随便去文眼线，如果眼睛不是对眼线膏或眼影粉过敏的话，为何不通过画眼线令双目更有神呢？近年流行的睫毛增长液多少能令睫毛更长更浓密，睫毛一旦浓密，无需文眼线双眼也能看起来摄人心魄。

眼线文得自然的案例，我个人没见过几个，大家不要因为图方便或希望原本不错的素颜看起来更带妆感而做些不必要的疗程。文眉、绣眉也是，可以通过化妆改善的话，尽量别去文。

该做就做，该等就等

我两年前"遇医不淑"隆鼻失败，但并没有急着随便找别的医生修复鼻子。我"忍丑不寻医"，给了鼻子一段休息的时间。

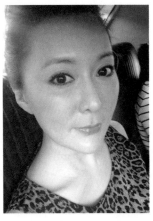

每一次的手术都有风险，老实说，直到跟假鼻子分手前，我心里还是蛮担心的。即使这次的医生是隆鼻界的高手，但还是害怕手术出现意外，之后还要再做一次！做决定之前，我问自己："Queenie，你愿意一辈子跟这管假鼻度过吗？"

18年后的Q，无悔，无惧。整形对我人生产生许多影响和改变，除了整脸，我也积极整顿内心和想法。外层的整形有一定的限制，内在的整形是无上限的！

No！该处理的就应该处理，自欺欺人不会开心幸福。手术是有风险，然而老娘这次做足了功课，风险一定比上次低！我必须给自己信念和勇气。Thank god，那次调整总算成功！

能用保养品解决的别滥用激光，可以用注射微整改善的不妨先试试注射，如果微整都不行，那么最后再考虑手术。

不做"医美炮灰"

当有新推出的医学美容疗程时，不要急着做先锋。要知道，医生面对新的产品、机器也是新手，也要时间来练习，摸索，"美容先锋"往往会成为"医美炮灰"，Q也曾经冲锋冲得"焦头毁颜"。

变美忌激进

想踏进整容圈的朋友别太激进。能用保养品解决的别滥用激光，可以用注射微整改善的不妨先试试注射，如果微整都不行，那么最后再考虑手术。举个例子，天生朝天鼻、鼻翼宽的朋友，如果光依靠注射隆山根、鼻梁是不够的，填充剂无法塑造清秀的鼻头和漂亮的鼻翼。

而且别以为山根高了，样子便一定会变美。微整是要讲究整体协调性的。有些额头扁或凹陷的朋友，隆了鼻反会更假更不自然。

双眼距离太近的朋友，山根也不宜过高，苹果肌凹陷的也不适合高挺的鼻子，眉眼距离太短的人双眼皮不能缝、割得太厚，眼白太多的人开了眼头眼尾会看起来眼睛无神，显得更凶更怪，不会变美。

整形（包括微整）是有限度的，太年轻便冲动整形，太快做美的瘾君子，可能陷入美丽的诅咒中。

注射美容要小心

别以为微整一定安全，注射整形也可能造成重度毁容。如注射透明质酸（也称玻尿酸）时，如果医生没有回抽（把针打进皮肤后先把针筒的活塞往后抽一下，看能不能抽出血来，若看到针筒内有红色血液则说明针头打进血管了）就注射，万一填充物跑进或压迫血管，有可能造成皮肤坏死、溃烂。

曾经有女患者，因为在鼻头打透明质酸导致溃烂、发炎，也有人试过用透明质酸隆鼻过量，回冲到视网膜神经，造成左眼失明。所以大家在做注射美容的时候一定要小心。

年轻整形要三思

不要太年轻便整形！整形（包括微整）是有限度的，太年轻便冲动整形，太快做美的瘾君子，有可能陷入美丽的诅咒中。由于整形是有保质期的，假体在身体内有可能会萎缩、移位。十几二十岁是青春四射的年华，太早整形容易导致肌肤失去原本的自生修复能力，而且随着年龄增长，脸形和皮肤状况也会改变。先整不一定先赢，大家要注意。

别以为整了就一定变美 ★

任何整形手术都是有风险的，大家别以为只要通过整形医生的塑造就一定变成大美人。

别以为眼皮下垂，眼睛松弛，去割个双眼皮便能解决问题。其实不一定，眉毛和眼睛距离不够宽的话，弄了双眼皮反而会令样子看起来更凶。做提眉或前额拉提拉皮手术也许便能解决问题。

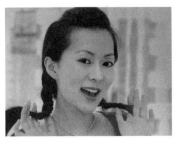

10 年前的 Q，当时全身只做了鼻子，重点请看眼皮部分。

别以为用注射方式隆鼻效果最自然，对身体最没有"侵入性"。太多个案证明多次注射会造成皮肤组织有结痂的现象。山根打太多填充物，填充物会外扩，会移位，看起来会像阿凡达。隆鼻手术不一定不好，要看阁下本身的条件如何，才能决定。

别以为五官不立体，隆了鼻就是美丽的终点站。整形是讲求整体协调性的，额头扁平的人隆了鼻，鼻子会很突兀，苹果肌扁平无肉的人也不适合隆个高山鼻。所以某种程度上说整形是条不归路，牵一发而动全身，这是真的。

别以为每个人丰了唇都会性感美丽，唇形线条漂亮的人才有本钱丰唇，当然也不能太放肆。若本身唇峰平伏，双唇薄如卫生棉垫跑去丰唇，便等于跟全世界公布："我的嘴巴有整形！"

别以为抽脂抽掉几万颗脂肪细胞便一生身材苗条不用再忌嘴。如果没好好管理体重，注意饮食，脂肪余党的发胖率足以令你身材再度变形。

别以为整形医生个个是"美容神明"，名医也经常失手，整形是用身体和钱去博更好的外表。

17

整容与毁容间只差 1mm ★

脸上某地方多了 1mm，也许会令容貌更有朝气，也有可能会令容貌更怪异。

双眼皮的 1mm 往往是成败的关键。缝太厚会很假，缝不够没效果。最怕的是割太厚，无论修复多少次，都永远无法还原，而且只能愈整愈糟。

鼻子的 1mm 也很重要，任何地方的 1mm，包括鼻翼、鼻梁、山根、鼻弧都会不同。然而，手术隆鼻的变量太多，疤痕组织、手术时的肿胀，及医生的手法都有机会令你的脸变夸张。

跟好久没见面的姐妹见面，她样子变了不少，苹果肌比以前丰满，不笑还好，可是一笑苹果肌就挤成一大坨。她说医生之前帮她打了 3D 聚左旋乳酸*（也称童颜针或液态拉皮），她觉得她的医生打太多了。打乳酸丰脸要很小心，如果医生打太多，或打太浓，脸会看起来过于饱满，然而如果本身重组骨胶原的能力较强的话，效果很可能会比预期中的夸张。

用 3D 聚左旋乳酸刺激胶原增生的变量很多，医生和阁下都无法控制它刺激胶原自生后的效果，所以治疗时一定要保守，不能贪心。宁愿留有余地，效果不够日后再打，否则打多了的 3D 聚左旋乳酸是没法在短期内消失的，等待是唯一的办法。

---

* 备注：3D 聚左旋乳酸也称聚左旋乳酸、舒颜萃（Sculptra）、童颜针或液态拉皮，目前并未获得 CFDA（国家食品药品监督管理总局）认证。

打 肉 毒 别 贪 心 ★

　　肉毒打太多，脸部会僵硬吗？很有可能。但事实上即便打的剂量少，经验不足或失手的医生都会令阁下变成肉毒针下的"歪脸僵尸"。

　　一般来说，西方人的肌肉会比亚洲人"顽固"，所需要施打的剂量会比亚洲人多。Q试过最失败的经历有两次：第一次失败所注射的部位是眼袋，当时医生在眼袋上用挑针的方式把肉毒打在浅层（真皮层）上，两边各挑了四至五针。医生说这种施打方式能收紧眼袋的肌肤。其实当时Q并没有眼袋，微凸的只是肌肉（俗称卧蚕），疗程后5天，我的眼睛有往下拉的感觉，每次洗脸，都会觉得水快要跑进眼睛里。不适和不自然的表情足足持续了两个月。

　　第二次的失败经历是打下巴，医生说在下巴处注射肉毒能令下巴肌肉放松，令下巴看起来更长，脸形也会看起来较尖。结果上天没保佑Q，药水不乖，渗到下巴肌肉以外，不笑还好，一笑Q马上变"歪嘴敏"。也许是医生下针有误，也许是Q之前打的透明质酸（也称玻尿酸）令药水无法完全集中在下巴肌肉上，我的嘴足足歪了7个月。

　　至于肉毒针对脸部的拉提嘛，我也试过好几次，效果并不理想，也不明显。反而瘦小腿是很有用的，原本有萝卜腿的Q打了肉毒后，腿有变细，只是维持不了太久，而价格也不便宜。

　　打肉毒是会上瘾的，纵使有过失败惨痛的教训，我还是会在有需要时打微量，"少量多次"是我打肉毒的座右铭。因为就算失败，也是短暂的。

盘点 Q 的整形之最 ★

Q 最成功的微整

我觉得是缝双眼皮。俺本身已有双眼皮，可是随年纪增长，双眼皮愈来愈薄，3 年前到上海某名医处缝了几针，无疤无痕，3 天后便能化妆，而且不喜欢可以随时拆掉，他日若眼皮又松弛，还可以再缝。只是，医生这两年将治愈费调整得太夸张，我担心他日若俺眼皮又松，不是治疗费贵得惊人便是医生年老手抖要退休……

Q 最失败的整形

不用思考，是 Q 两年前的假鼻。那管假鼻子绝对骗不了人，也无法骗自己。唯一说我的假鼻好看的是帮我隆鼻的那位医生。最近流行什么 Misko 韩式 4D 隆鼻术（靠埋线加注射隆鼻）只适合鼻子本身条件不错的朋友，如果鼻翼、鼻孔需要调整的人用 Misko 隆鼻，效果有限。

Q 最满意的手术

我觉得是抽脂丰胸，以前想"双峰"丰满总需垫东垫西，现在只要贴上乳贴便可轻松地无 bra 上街——我个人真心不喜欢受胸罩的束缚！只要将屁股的肥油搬到胸部，一术两得，只要医生经验丰富，手术成功实在是又环保又不怕他日要拆假波，用自己的东西又不怕身体排斥。

> **将屁股的肥油搬到胸部，一术两得，既环保又不怕他日要拆假波，用自己的东西不怕身体排斥。**

Q 最没效果的手术

　　是高频电烧瘦小腿，又称85度瘦小腿，利用探针进入小腿，找出神经位置后，再用高频激光加热至85度，借由微爆来阻断神经，没神经支配的肌肉会逐渐萎缩。刚做完的3个多月，小腿似乎有变瘦，可是过了6个月，萝卜腿又回到我的裤管中。天啊，冒着生命危险做好留疤的准备，当然希望效果能持续长久，好吧，就算不是永久，瘦个几年我也开心。为了瘦腿半年而挨刀，老娘还不如打肉毒杆菌算了！

　　若没有"上过刀山，下过针海"，我不会知道各种微整、手术的风险和利弊。若没有目击或耳闻众多求美失败的案例，Q不会有感而发想跟大家分享时下医美的危机和地雷。

{ 毛发 }

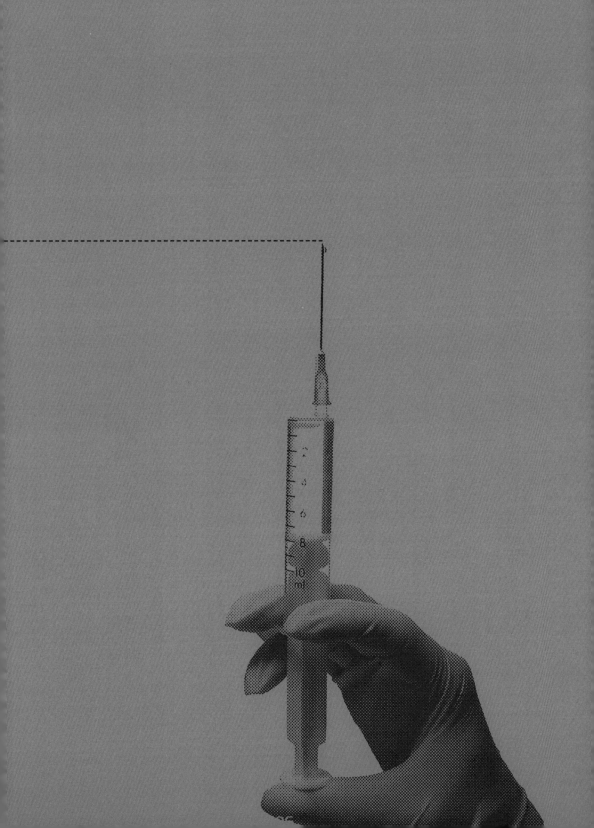

睫毛变浓密的方法 ★

睫毛稀疏的女人就像羽毛零星的孔雀，会失去放电的功力。

除了双眼皮、大眼珠外，睫毛浓密绝对可以放大双眼，提升轮廓。睫毛浓密的人，其实是不需要画上内眼线或上眼线的，密集的毛囊已填满眼皮那一道神采。

长期种假睫毛容易令珍贵的"原毛"脱落而稀疏。

是的，我们可以利用眼线和睫毛膏为双目提神，然而眼线始终是平面的，不够立体，而裹了太厚的睫毛膏则会令妆感显重，令熟女看起来更老气。

粘假睫毛绝不是长久之计，假睫毛胶水多多少少都有刺激性，而且经常黏着眼皮。撕假睫毛不但费时，还会令眼周肌肤老得更快，道理跟粘双眼皮胶纸一样，由于眼皮是人体最薄弱的皮肤，反复斯粘，眼周肌肤会更脆弱，松弛老化会更容易。

种假睫毛嘛，也好不了多少，除了经常掉毛、刮墨镜、洗脸不便外，长期种假睫毛容易令珍贵的"原毛"脱落而稀疏。Q身边有许多"种毛成瘾"的朋友已经无法忍受自己不种睫毛的模样了。

手术性的植眼睫毛仍有许多不优的地方，需要定期修剪不说，睫毛的自然感往往是成功与否的关键，更别说那手术的风险，难受的复原期和昂贵的费用。

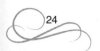

市面上有 FDA（美国食品和药物管理局）认证的医疗级的睫毛生长液，它其实就是青光眼药，成分是前列腺素衍生物（Prostamide）。它的原理是延长毛发的生长周期，刺激毛囊色素释放，令睫毛色泽变深。只要持之以恒，效果绝对有，但副作用也不少。Q 之前试过许多品牌，通通令眼皮闹脾气，又红又肿，后期睫毛附近，甚至有色素沉淀的现象，像涂了咖啡色眼影粉，有些担心。最终我还是敌不过眼睛通红的困扰，与之断交。

文眼线，Please don't！相信 Q，不好看。那该怎么办？唉！很多事情，都是利弊兼具的选择，自己做主想个最适合自己的方法啰。就像爱情，没有对错，只有愿不愿意。

百变的植发手术 ★

　　秃顶是男女共同的噩梦。掉发不但会打击自信，更会令人看起来衰老。正常人的头发数量约有十万根，每一根头发都会有生长期、退化期、终止期。生长期可以持续约两年，之后毛发便会进入退化期。退化期时毛发会停止生长。终止期的毛发会在 3 到 4 个月后自然掉落。

　　一般来说，人每天会掉 50 至 100 根头发。掉发的原因有很多——保养不当、压力、生病、内分泌失调、饮食不当、药物反应、雄性激素 DHT 过高……都会引起掉发。

　　曾经有人说天天洗发会容易掉发，这说法并不适当。我是个几乎天天洗头的人，头发并没有因此变得稀疏。反而，头油太多又清洁不当，才容易阻塞毛囊，造成掉发。过度染发的朋友也容易掉发，如果真的需要经常染发，记得做好头皮保护措施，在上染发膏前在头皮上涂保护剂。

　　有些掉发是暂时性的，有些则是"高危永久性的"，意思是指毛囊已经开始萎缩。这个时候，吃药、涂生发水已没有太大帮助，吃药治掉发的副作用是减低"雄风"，所以长期依靠药物也不是办法，可能要通过植发手术"用浓补疏"了。

　　传统植发是从头部有"浓毛"的部分割下皮肤，这条"皮"会带有血管和神经，然后缝在没毛发的部位，但是术后的复原期很长，也会有疤痕。

　　后来有了"无痕植发"的手术，医生会在植发部位注射血清，以增加毛囊移植的成功率和修复力。一般来说，新式的无痕植发手术每次可植 500 至 800 根毛囊，毛囊不宜太密，而手术时医生会采用局部麻醉，所以植发者在植发过程中可以跟医生沟通。手术之后，植发部位会有红肿的现象，也会有小结痂，但一两个月后会渐渐消失。

植发除了应用在头发上，也可以应用在眉毛和眼睫毛上。

　　新式的植发手术是通过"自动式取发机"，快速取下头后枕的头发，然后再新鲜滚热地将头发移植在秃头的位置，因为有了取发机的帮助，所以手术时间会减少，毛囊在移植过程中的损伤率也会减低，术后存活率也会提高，这种植发方式不需割下大块头皮，出血少，也不需缝合，当然疼痛和疤痕的烦恼也减低很多。有些人手术后会有部分头发脱落，但毛囊仍会长出新的毛发。做完植发起码要一年后才会看到植发的真正效果。

　　植发除了应用在头发上，也可以应用在眉毛和眼睫毛上，只是植睫毛和眉毛在术后要做定时修剪，否则会愈来愈长。也由于需要修剪的关系，植睫毛的效果并不自然，毛发的末端是钝的，毛发的生长方向也不自然，粗细也不一致。市面上也有睫毛增长液，但刺激性大，易使眼周红肿、色素沉淀。效果是有的，但副作用也不少，大家要慎用。

提眉术让双眼上扬 ★

朋友发现天生的双眼皮某天突然变成内双了，而岁月的变化也令她的双眸日渐无神。一般的人遇到这个困扰时会马上想到割个更深的双眼皮，然而有些人割了双眼皮后，效果并不理想。老实说，双眼皮手术虽然不复杂，然而割坏了便很难还原。有时候多割了 1 mm 便可能会变得很不自然。

其实眼皮下垂所造成的倦容可以透过内视镜提眉手术，让下垂的眉毛回复年轻时的水平，并让双眼皮上扬，重拾灵动眼神。

听朋友说，台湾有些女艺人为了上镜时眼睛看起来更大，她们会请整形医生为她们割厚一点的双眼皮，那么当画上眼线后，双眼皮在镜头下仍然明显，而且眼睛看起来会更大。老娘倒觉得，除非有特别需要或特别喜好，不然眼皮不应太厚，没有必要割眼皮。

其实眼皮下垂所造成的倦容可以透过内视镜提眉手术，让下垂的眉毛回复年轻时的水平，并让双眼皮上扬，重拾灵动眼神。进行内视镜提眉手术时，医生会在术者头皮发际两边切开两个各 10 至 20 mm 的小伤口，然后利用内视镜避开重要的神经和血管，用缝线将下垂的眉毛提起，并固定在头皮的筋膜上。手术全程会在静脉麻醉中进行，所以不会有任何痛的感觉，而复原期和肿胀期为 5 至 7 天。

如果想要有更持久的提眉效果，可以选择以五爪钉（Endotine）作为固定的材料。那是一种可以被人体组织分解吸收的材质，用它来提眉，效果可维持 8 年以上。

对手术抗拒的朋友也可以考虑用肉毒杆菌注射来达到轻微拉提的效果。

{ 眼 部 }

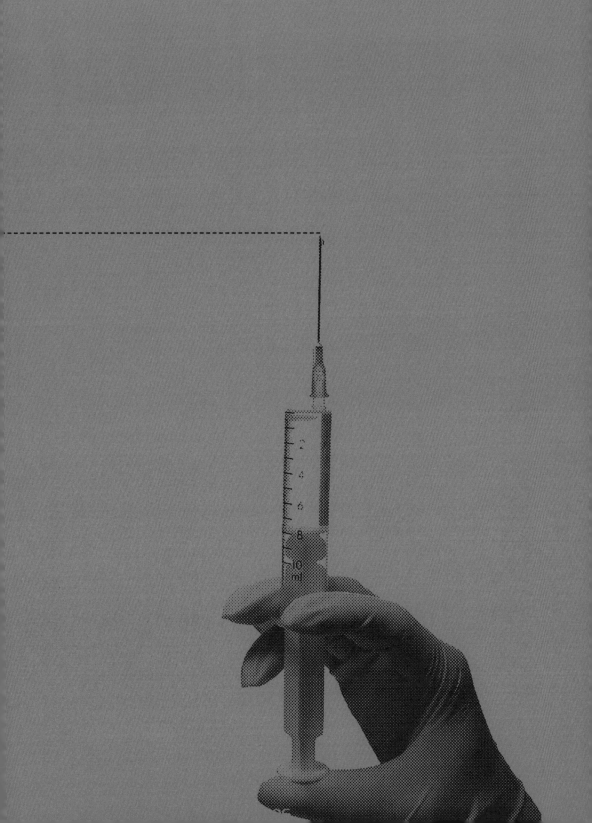

凸 凸 的 眼 袋 ★

眼睛除了眼皮浮肿、双眼皮不明显、睫毛太少、眼球太大或太小、周边有细纹外，双眼下方的那块区域也一直是爱美族在意的美容项目。现在的"低头族"、"网络瘾君子"愈来愈多，不良的生活习惯、作息不规律加之上网、熬夜等，都会加速男女眼周肌肤老化，形成泪沟或眼袋。

我们下眼皮的皮肤和肌肉后方有一层眼膈膜，当脂肪太多，又或者这片用来挡住脂肪的膜弹性变弱时，脂肪便会像小肚腩般往外凸出，令下眼皮看起来凸凸的——那就是我们常说的眼袋。

年轻人的眼袋大多是下眼眶骨后缩，对付这类眼袋只需要处理那层眼膈膜便可，不用考虑下眼皮皮肤松弛的问题。若是因为老化而造成下眼脂肪凸出的话，医生除了要处理脂肪和眼膈膜外，可能还需要修正松弛的下眼皮皮肤。

传统的眼袋手术是将下眼袋的脂肪拿走一些，把多余松弛的皮修剪掉，然后再缝合（如果有需要的话），然而这种方法并不能解决泪沟问题，而且有部分人群在术后会发现黑眼圈好像变严重了、面容更憔悴了。那是因为医生除去的分量也许太多了。曾经某男性朋友找名医做眼袋手术，结果有一只眼睛出现凹陷，医生居然叫朋友之后再打透明质酸（也称玻尿酸）令之平伏，朋友大喊不爽，被做坏了还要一辈子付费打填充剂修补。

有时候，传统割眼袋的副作用还可能会令笑纹更多，严重的甚至会眼睑外翻或下垂，令眼睛变形。

小心染料 ★

我不会文眉、绣眉、漂眉。如果有一天我的眉毛掉光了，也许我会考虑植眉（毛囊移植）。看过很多文眉失败的例子，灰蓝死板的眉毛将所有的目光都抢走了。

女人的素颜其实挺珍贵的，无论是什么年纪，素颜的女人都是纯净可爱的。年轻的女生若跑去文、绣眉毛，一张青春的素脸便会被那又灰又青的染料糟蹋了。至于文上内眼线我也不大赞成。Q有朋友跑去文上内眼线，目的是为了让没化妆的脸看起来更有神。除非阁下的文眼师技术超凡，要不然文出来的上内眼线看起来会很有"重妆感"。

文得太假，会令人更反感，那种变调的灰黑，抹杀了所剩无几的纯真，令沧桑感更浓郁。

而且，文眼线的色素会影响毛囊生长的周期。有皮肤科医生朋友跟Q说，他曾为一位文眉失败者洗眉，洗眉后几个月，原本眉毛稀疏的人，眉毛竟长得比以前浓密了！而且文眼线的色素会随时间掉色，每一次的补色都是增加另一次感染的机会。

洗眉的复原期大家不难想象，而洗眼线的难度比文眼线还要高。最傻的是文上下外眼线，文了上下眼线便等于跟眼线结婚。除非阁下打算用更粗的眼线产品盖掉原本线条来营造不同的妆容，要不然以后都得戴着随时过时的眼线过日子。

另外，文唇线也是大忌。朋友的母亲多年前文了唇，只是贪图方便，不用常常补唇膏，结果造成细菌感染，双唇满是疤。

绣眼线的利与弊

网络上有成千上万的正妹照让宅男们、少男们、壮男们、熟男们患上相思病。好姐妹娜娜说："正妹的条件基本上是大眼、长睫毛、甜甜的笑容和丰满的咪咪。"

在消毒后，美容师会用蘸了色膏的小针在睫毛的空隙和内眼线外用点状的方式绣上内眼线。

其实许多所谓的正妹都是经过"加工"而成的。眼线、眼影、假睫毛、大眼珠隐形眼镜、双眼皮贴都能化"恐龙"为正妹。不过这些网络正妹、纸上美女是经不起卸妆的考验的。

卸了妆的女生如果和化了妆没什么大差距，那是天生丽质；卸了妆的女生如果素颜不太差，那是值得庆幸的；卸了妆的女生若和上妆时判若两人，那么大家会歌颂化妆品的功德无量，造福大众的视觉神经。

一般来说，卸妆后的女生大多有三大烦恼，分别来自眉毛、眼睛、睫毛，所以许多想素颜也美丽的女生都会跑去种假睫毛、绣眉，甚至文眼线。可是眼线文得太假，会令人更反感，那种变调的灰黑，抹杀了所剩无几的纯真，令沧桑感更浓郁。

女人是聪明的动物，得到教训，便懂得将美容的方法改良。好姐妹娜娜前阵子跑去试了韩式隐形内眼线（也称"美瞳线"）。老娘在此将姐妹的美眼经验和大家分享。

首先，美容师会卸去眼睛的化妆品，然后用消毒药水消毒要绣的内眼线。接着，美容师便会用蘸了色膏的小针在睫毛的空隙和内眼线处用点状的方式绣上内眼线。娜娜说绣眼线的过程一点也不痛……老娘没试过所以无从分享，只知娜娜是忍痛的高手。嘻！

　　绣内眼线的好处是不用在画内眼线时把上眼皮往上拉，往上翻。翻得多真的怕眼皮会松弛。老实说，老娘我并没有太大的欲望去绣内眼线。因为我喜欢看到 100% 素颜的自己。然而，我绝对支持有兴趣为眼睛美容的姐妹们！只要你开心就好！

无 刀 提 眼 疗 程 ★

无论 Q 出席何种活动，只要邀请媒体前来采访，大家还是会将话题转到整形上。

天啊，怎么又问整形？每听到别人问整形的问题，我的情绪立马"阳痿"，这也证明媒体和某群读者的"长情"，原来大家都喜欢听别人整形的故事……

"Queenie，你还会做什么整形项目？"有记者问。

"看有什么需要吧！打打肉毒，拉提一下肌肤，尽量用不动刀的方法抗老啰。"我用"性冷感"的语气答道。

我常跟私信给 Q，说想弄眼睛的读者说，可以的话别轻易动刀，双眼皮下垂若不太严重，不妨试试电波拉皮（Thermage，也称热玛吉）、肉毒注射加超声波拉提 *（Ultherapy，也称聚焦超声波拉皮或无刀超声波拉皮）。额头、眉顶的肌肤收紧了，眼皮自然可向上提，看起来会更精神。

眼皮太松的朋友在决定剪眼皮前也不妨做些无刀拉提疗程，除了可以整体改

打打肉毒，拉提一下肌肤，尽量用不动刀的方法来抗老。

---

* 备注：超声波拉提也称聚焦超声波拉皮、Ultherapy、无刀超声波拉皮、极线音波拉提、超声刀或 HIFU 拉提，目前并未获得 CFDA（国家食品药品监督管理总局）认证。

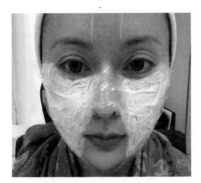

疗程前要先清洁治疗的部位，并敷上麻醉药（表面麻醉膏）。

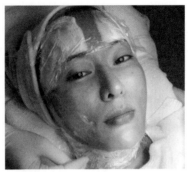

疗程后的红肿现象，一般会在 1 小时至 24 小时后消退。

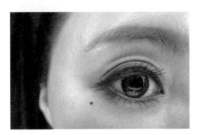

不知是不是心理作用，疗程后我觉得眼睛有神了不少。

善肤质，也能减少再治疗的情况发生。

　　Q 曾尝试过 Ultherapy 眼部疗程。机器其实跟超声波全脸拉提是一样的，只是探头发射超声波热能的深度比做脸的深，脸部的探头能直达 3mm 至 4.5mm 深的肌底，而眼部则能直达肌底 1.5mm，眼周肌肤比其他部位薄，用特别的探头能针对性改善松弛、老化的眼肌，提亮眼神。

　　疗程前 1 小时，Q 吞了两颗止痛药，额头、夫妻宫和眼周也涂了麻醉药膏，以减轻痛楚。医生小心翼翼地从 Q 的右夫妻宫开始发射超声波。痛感像喷枪喷出小细针的感觉，不是太痛，当然偶尔贴近眉骨感觉会比较痛。Q 个人觉得，左边脸的痛觉神经比较发达，医生也说有人有同样的反应。疗程完毕，眼袋处出现了两条像毛虫的肿疤，我有点慌，医生说是正常反应。

　　Q 涂了些退红药膏，也用冰袋冰镇了半小时，红肿在 1 小时后终于退了。翌日洗脸，Q 觉得眼袋有轻微肿痛，其实是很轻微的那种，不用担心。不知是不是心理作用，我觉得眼睛看起来比较精神呢!

　　如果有人问 Q 还想整哪里，我会大方回答："我想处理我的三眼皮，凹陷的眼窝。"我的确有此需要（Q现在已经整了，详见第 43 页）。这是注射美容的基本款好不好，别那么大惊小怪!

眼睛变大的方法全解析 ★

整形如做爱，大多数的人敢做不敢认。整形如烹调，遇上好厨便得美味，遇人不淑便是灾难。整形如Photoshop，适当修饰美化，过分则假。整形如赌博，只要得到甜头便易生瘾。

Q 对整形是包容、宽容、动容的。如果整形可以增加自信，令整者开心，让看者悦目，有何不可。整得漂亮，我们应恭喜对方，为对方高兴，而不是抱着酸葡萄或幸灾乐祸的心理来批判对方，令自己好过。

想开眼头和开眼尾的朋友要留意，开不好的后遗症还蛮扰人的。眼头开不好，眼头疤有可能令双目减分，过度开眼尾，容易造成三白眼或眼形不自然。

对于整形不自然或整形失败的人，我们更要同情对方。被整形医生搞坏了肉体或容貌的当事人，心里已经有说不出的难过，旁观者又何必落井下石呢。整形并不代表什么，这是基本的"爱美人权"。人人都有权整，整了不代表阁下本质会因此改变。况且整形也要讲命的，命好的人，他本身条件已很好，只需做些微调便可；整形命好的人，他不是遇到好医生，便是拥有好运气。

Q 常收到网友问有关眼部整形的问题，基本上，眼睛变大有几种方法——化妆、粘双眼皮胶、开双眼皮、缝双眼皮、提眼睑肌、开内眼角、开眼尾、戴美瞳（非手术）。

粘双眼皮胶有好有坏，好处是可随时增减双眼皮的厚度，随时还原，缺点是天天粘有点烦，而且日子久了，撕胶纸会令眼皮更易松弛。

缝双眼皮适合眼皮薄，皮下脂肪少，没有多余老化眼皮或"泡泡眼"的朋友。它的优点是手术时间短，手术后不需拆线，复原快，疤痕小；缺点是容易松脱，持久度不够，而且有可能因为出现松脱而造成大小眼。

割双眼皮较适合年龄较长、眼皮下垂，或眼皮脂肪厚的朋友，但自然度、修复期和还原性当然会比缝的差。

想开眼头和开眼尾的朋友要留意，开不好的后遗症还蛮扰人的。眼头开不好，眼头疤有可能令双目减分，而过度开眼尾，容易造成三白眼或眼形不自然，切忌贪心换伤心。

别以为眼皮弄得愈厚愈好，还要评估眼眉之间的距离和眼睛大小，双眼皮要和本身的五官协调才自然。若上眼皮过度遮盖眼珠子，会令人有没睡醒的感觉。那应考虑做眼睑肌肉拉提的手术，医生会以切开的方法将眼睑肌逢个结，令下垂的眼睑肌往上提，由于医生需要你在手术期间配合医生张眼、合眼，所以不能接受睡眠麻醉（Propofol），会有点痛哦，而且肿胀的时间有两至三星期。Q看过割双眼皮手术，友人说还蛮痛的。如果本身眉眼距离很短，不宜做太厚双眼皮的熟龄朋友，也可借助内视镜提眉拉皮手术改善下垂的眼皮，令眉毛上提，达到年轻化的效果。

小心大眼针变闭眼针

曾有网友问 Q 有关"大眼针"的问题，我也跟大家分享一下我的想法。所谓大眼针是在眉头附近注射肉毒杆菌。当某组肌肉放松后，额头的肌肉便会将眼睛以上的皮肤往上拉提，而达到张眼、开眼的大眼效果。

虽然Q没试过什么大眼针，但以我的经验，我认为这种注射大眼法风险很高，如果注射的剂量有误，又或者药水渗到不该渗的肌肉中，大有可能会令上眼睑肌肉无力而产生眉压眼，甚至睁不开眼！

其实有许多非医美的方法都能够令眼睛看起来更大。化妆、戴美瞳是其一，另外睡眠充足再配合头皮和夫妻宫的穴位按摩也能令眼睛更有神！当然，我绝对相信有大眼针成功的案例，我也绝对相信有更多失败的朋友闭着眼皮哭泣。所以，在考虑做整形前，大家要三思！

任何整形都有风险。Q想说的是，各位爱美同志要做好功课和思想准备，并且和医生沟通好，千万不可有不理性的期望。整形是有限制的，而且术后的心理要调适好，要用开心的心情迎接更美、更年轻的自己。当然别忘了除了颜面外，心灵也要进行定期"整形"。

我的双眼皮是这样"整"成的

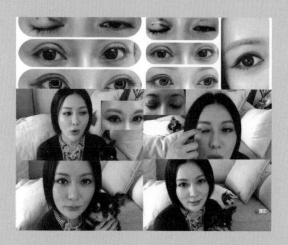

视频内容
扫码即看

我要丰满眼窝

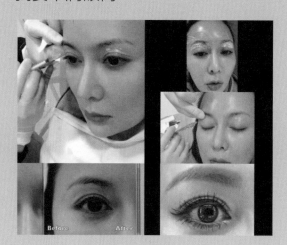

视频内容
扫码即看

填 补 凹 眼 窝 ★

十多年前，有朋友问我："你的眼窝好深哦，是整的吗？"当时我半理直气壮，半心虚地回答："当然没弄过！"

理直气壮是因为眼睛的确没动过，Q 天生上眼皮的脂肪就不多。心虚的是那时我全身上下有一个地方是假的，那就是鼻子。问我的那位朋友拥有一对"泡泡眼"，我理解她的心态，大概是发现我做了鼻子所以也假设我做了其他部位吧。当女生不满意自己脸上某个部位时，便会情不自禁地留意其他女生同样的部位。

四年前，Q 开始在意随着衰老而渐渐明显的凹眼窝（其实十年前左眼窝早有凹陷的情况），上眼窝凹陷就是脂肪和骨胶原流失的证据（当然也有些是天生的）。因为在意，所以也因此做了些功课。处理上眼窝凹陷目前的做法有两种：自体脂肪移植和注射填充剂。

用自己的脂肪打眼窝有好有坏！好处是如果脂肪移植成功，那么便无须重复注射填充剂，坏处是身上需要开个小洞来抽取脂肪（会留疤）。当然如果本来就打算抽脂，那么拿"废脂"再用是最理想不过的事。

然而脂肪移植并非百分百稳定。很多时候打进去的脂肪未必能存活，效果也不一定理想。虽说脂肪质地柔软，但也有凹凸不平的可能，而更令人担心的是注射入眼窝的脂肪有可能会因地心引力而移位或向下渗……所以有些医生会提议求美者打填充剂透明质酸（也称玻尿酸）。透明质酸有不同品牌，不同大小的分子。所以注射眼窝不能随意乱找没经验的医生。填补凹眼窝一定要用分子较小，延展性好的透明质酸，用分子大的打眼窝，结局必定凄惨。

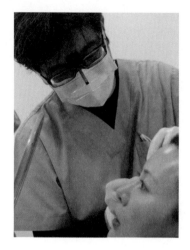

由于上眼皮的皮肤很薄，所以注射分量不能太多，深度也需要拿捏得宜。听医生说，他也试过帮几位求美者"丰眼窝"，不过以他个人的经验，有些人术后眼睛会肿胀，而且填充物随时间也有可能往下掉，他叫我再等等。

老实说，我受够了我的凹眼窝，已经十年了，管它肿不肿，反正老娘的眼窝那么凹，肿就让它肿吧！打少一些不就得了。做任何注射，不要一定打满，留点余地，宁愿不够再补，这样才会减少失败的概率。

Q的眼睛刚起床时是最饱满最年轻的，只要过了下午三点，眼窝便会愈来愈凹，到了晚上我的双眼简直凹得像僵尸。所以治疗凹眼窝应该挑下午六点多那段时间，在凹又不是最凹的时候做，这样才不会注射过量，翌日变凸眼金鱼。

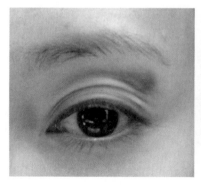

刚注射完的第二天。

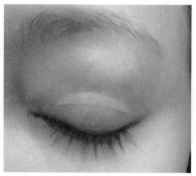

注射后的头两个礼拜眼皮会很肿，闭眼会看见注射物，睁眼时是很ok的。

我对注射是零恐惧，刺针的痛楚对我而言就像挤粉刺。医生在我眉骨处打了局部麻醉，接着便用钝针在我眉骨下方开始注射。完成后，我的眼睛立马年轻五岁，然而注射后的肿胀会让闭上眼的眼皮有轻微凹凸不平。张眼时双眼是饱满的，闭上时会看到有两团填充剂。当时 Q 也没太紧张，再按摩看看，等消肿再说。而注射后的瘀青，Q 等了 5 天便完全消失，术后 1 个月那"闭上眼便出现的透明质酸"也变得比之前平滑多了。

其实 Q 对这次疗程还挺满意的，然而"意外的副作用"是眼窝的填充剂令原本很不稳定的双眼皮松脱了……（Q 三年前缝了三点式双眼皮，令双眼皮看起来更厚，三点式并不持久，而且容易掉）所以现在几乎天天都要依赖双眼皮胶纸。

现在，Q 又得重缝双眼皮了，所以说，整形是不归路。

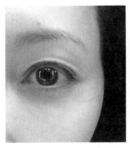 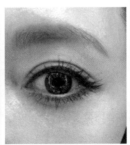 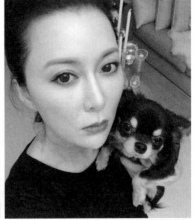

由于填充物有一些重量，所以 Q 缝了两年的双眼皮因水肿加松脱掉下来了。

填补了凹眼窝，眼睛的确年轻些。

现在天天都得贴双眼皮胶纸。

45

人人都爱双眼皮 ★

　　我的双眼皮是天生的，遗传自父亲。父亲是个大眼睛的上海人，母亲常说光看我的眼便会想起爸爸的模样。Q 没开过眼头，也没开过眼尾。倒是两年前经朋友推荐飞到上海找韩国医生为我老化松弛变窄的双眼皮缝了三针，效果很自然。缝了眼皮第三天便如常化妆，眼睛也变得更大。是的，下面跟大家谈谈双眼皮的整形。

　　双眼皮似乎是许多爱美的男生女生在乎的一个外貌话题，很多人常问 Q：
　　"我大小眼，一单一双，怎么办？"
　　"双眼皮割太厚怎么办？"
　　"双眼皮用割的好还是缝的好呢？"
　　"Queenie，我也好想拥有像你那么大的眼睛哦！可不可以介绍医生给我呢？"
　　"我的双眼皮不明显。"
　　"单眼皮好想变双眼皮哦。"
　　"双眼皮割太厚可以改窄一点吗？"
　　"眼睛肿可否割双眼皮？"
　　……
　　一般大家提问率最高的是哪种双眼皮手术比较好。割的？缝的？交叉埋线？订书机法？迷你切口法？

　　做眼睛的手术前一定要先了解自己的条件才行，不是人人都适合缝某个高度，更不要拿明星的眼睛来做整形的目标。9mm 或 10mm 厚的双眼皮不一定适合自己，不是每个人都适合开眼头、开眼尾的。譬如眉眼距离太窄的朋友便不适合做太厚的双眼皮，做完会很不自然，也不好看。而眼球大小、脸形、眉骨、眼长、眼距、眼珠都是考虑的因素。Q 认识的一些女生特地请整形医生为她们割厚一些，好让她们画眼线之后仍然可以看到明显的双眼皮。是的，化妆后的她们的确很艳丽，但素颜时双眼皮会夺去所有目光。

双眼皮的手术分缝、割、埋线，方法各有利弊。做双眼皮前，要先了解自己的条件才行。不是人人都适合割或缝某个高度。若眼皮上沿和眉毛的距离太近，双眼皮便不宜做得太宽，眼睛太圆如果做太夸张的双眼皮也会在素颜时给人不自然的感觉。如果阁下是像 Q 一样，本身眼皮脂肪不多，并且因老化或长期粘双眼皮胶纸以致眼皮微松的话，我会建议用缝的。缝的好处是还原性高、修复快、自然、无明显疤痕，缺点是缝线会松脱，效果可能维持不久。如果眼皮脂肪本身厚，又或者眼皮松得快盖住眼珠子的话，那么便必须用割的，有时可能还要剪掉多余的眼皮和脂肪。

如果眼皮脂肪不多，因长期粘胶纸而微松，用缝；如果眼皮脂肪厚，松弛得快盖住眼珠，用割……

而眼皮下垂、脂肪肥厚、有泡泡眼等需要大幅度修正眼皮的朋友适合用割的。医生会依阁下的眼形在双眼皮的位置上划出 20mm 至 30mm 长的切口，拿掉多余的皮和脂肪后，用不可吸收性缝线缝合提睑肌和眼皮，形成双眼皮褶皱。这种手术复原期比较久，如果医生缝合技术好的话，基本上要 3 至 6 个月才会比较自然。术后要狂冷敷，才会减轻瘀血、浮肿的困扰。

割的风险蛮高，Q 看过不少双眼皮的失败案例，全是割的，很多都是贪便宜乱找医生造成的。这些可怜的朋友不是被缝坏了，便是割得太高，没有修正的空间。被割坏的双眼皮如何处置呢？如果割得不够深，当然可以再割一次，只是不管割的厚薄是多少，有蟹足肿体质的朋友都很有可能会在眼皮上留下明显的疤痕。

被"强暴"过的双眼皮很难修复，每割一次，眼皮的疤痕都会影响眼睛的神韵和形状。有朋友因为割双眼皮而另外获赠疤痕一对，后来她唯有用双眼皮胶纸、浓浓的眼妆和

有朋友因为割双眼皮而另外获赠疤痕一对，后来她唯有用双眼皮胶纸、浓浓的眼妆和黑框眼镜来遮掩两道伤心美容的印记。

黑框眼镜来遮掩两道伤心美容的印记。割得太深，皮剪得太多，眼神便会看起来永远处于惊讶状。若有抽眼皮脂肪，万一抽的分量过多，泡泡眼会变成凹凹的憔悴眼，之后便需要终身注射透明质酸（也称玻尿酸）或再做一次脂肪丰眼窝等额外的手术。割双眼皮是件大事，所以对于眼皮条件适合缝和割的朋友，Q 会建议先用缝的，Q 本人就采取能缝就缝的策略，到某一天必须动刀才会去割。

说到缝双眼皮，有定点缝和埋线法两种选择。

定点缝是用外科用的缝线（不溶解）在需要双眼皮的地方穿入结膜，再穿出眼皮，打结后把线结埋入皮下，一般要三针，好处是手术时间短，复原期短，而且可以多次缝，不像割双眼皮，割坏了便没回头路走。当然缺点是双眼皮容易消失，而多余或松弛的眼皮无法去除，眼皮脂肪厚的朋友不适合用缝的。

缝定点的朋友基本上在术后两天便能化眼妆，复原期不长，3 个月后效果会很自然，闭上眼可能会看到眼皮有类似粉刺的凸起点（这是缝结），而缝结在 6

个月后便几乎看不见，但要视个人体质而定。

至于埋线法，是在想要双眼皮褶痕处开 2 到 4 个小孔（每个小孔直径不超过 2mm），医生会用专业缝线为阁下用单环法或三环法打造双眼皮。这种手术的还原性跟定点缝的方法一样，就是说如果你对于双眼皮的效果不满意或不适应，医生只需拆除缝线便可以恢复到原来的状态。要注意的是，埋线法虽然创伤性低，但是术者还是会有机会在眼皮上留下点状的疤痕。

我的一位台湾朋友两年前做了四点埋线双眼皮，术后眼皮上有明显的点状疤痕，明眼人还是能看得出她有在眼皮上动过手脚，要 6 个月才消失。它的脱线率，也不比定点缝的小，前阵子朋友又跑去做第二次埋线法，皆因之前的双眼皮又掉下来了。

交叉埋线也有隐忧，有兴趣的朋友也要留意。曾有案例在接受交叉埋线法后眼皮发炎，医生想取出原本的缝线有很大的难度，所以几位医生朋友都不建议做这种手术。当然，我也看过一些很好的例子，不过我个人是认为缝的比较安全、自然。

四点埋线双眼皮的脱线率不比定点缝的小。

怎样才算是成功的呢？

（1）术后双眼形态对称、自然，五官协调。
（2）术后张眼时应该无拉扯感，眼睛有变大，黑眼球暴露更多，睫毛上翘。
（3）术后疤痕不明显。

手术后切记不要抽烟、喝酒、吃辣、泡温泉、玩过山车、看感人连续剧（以免嚎哭），也尽量别熬夜。恢复期间眼睛尽量向上看，注意清洁，禁戴隐形眼镜，不揉眼睛，睡前不喝太多水，最重要的是记得在做双眼皮前多做功课，术前和医生沟通，而且要做好心理准备——就算是做双眼皮出名的医生也会有失手的情况。整形就像赌博，输赢自负。

整形就像赌博，输赢自负。

再度缝双眼皮 ★

缝了两年半的韩式三点双眼皮终于寿终正寝。半年前开始，双眼皮变得很不稳定，偶尔起床时，某只眼睛的双眼皮回复到还没缝前的"单薄双"（P.S.是双眼皮，但是双得很薄，如果画上眼线便看不见双眼皮的褶）。看惯自己大双的我重遇"旧时"的双眼皮，好像看见一个陌生人，很不习惯。遇此情况，Q必须贴上双眼皮胶纸，几小时后，原本的大双眼皮褶子才会回来。

手术的吉日，Q特地挑在月经来潮后，因为经前的水肿会令术后肿上加肿。护士叮咛Q："不要吃中药、维生素E、补品，以免增加手术期间出血的风险。"

反反复复直到Q之前在上眼窝凹处打了透明质酸（也称玻尿酸）后，早上水肿再加上因经常化妆而愈来愈松的皮，我那"韩式三点"终于消失了。缝过的双眼皮一旦松脱，掉下来的皮会愈来愈松弛，而且有可能会盖过原本的双眼皮，变成"内双"。

对开刀剪皮，Q是保守的，如果必须开刀，我一定会拖延到最后一刻。继续贴双眼皮胶纸不是不行，只是Q对胶纸敏感，眼皮受不了，开始又红又起疹子。这下真的非缝不可了。

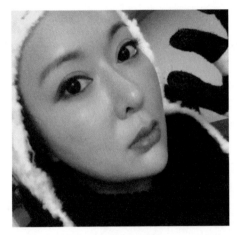

2011 年 9 月缝了人生的第一次双眼皮。

　　在香港缝双眼皮的医生不少，整形外科的、皮肤科的、全科的 ……连妇产科的医生也有替爱美人士缝双眼皮的案例发生。全科医生缝双眼皮成功的案例 Q 有见证过，失败的 Q 也看过。当然整形外科切双眼皮成功的、失败的也不少，俺也算是"阅眼"无数。

　　缝双眼皮有许多方法，Q 之前也有跟大家分享过，在这里再简约地温故一下：在眼皮上开几个小洞，不开洞直接用细如发丝的手术线打几个结就行。交叉埋线的也有，好处是复原快，可还原；缺点就是会随时间松脱。皮太松，或上眼皮脂肪太丰盛的都不适合用缝的，手术则是唯一的出路，于是 Q 又再度缝双眼皮了。

　　手术的吉日，Q 特地挑在月经来潮后，因为经前的水肿会令术后肿上加肿。护士叮咛 Q："不要吃中药、维生素 E、补品，以免增加手术期间出血以及术后淤青的风险。"

手术当天，Q 连防晒都没涂，隐形眼镜也没戴，包包里预备了口罩和近视眼镜（所以说现在女人戴口罩只有三个原因：生病、防菌、"做了维修"）。缝双眼皮时，人要清醒，不能昏睡，因为要坐起来让医生看看双眼左右对不对称。我大概对麻药已产生免疫力，脑袋瓜十分清醒，只有倦意，没有睡意，医生的一举一动，俺心中有数，一块金属片被放在眼球上，眼皮被打了麻药，不痛，只有酸酸的感觉。接着，Q 能感受到眼皮被摸来摸去，完全感觉不到有针穿过皮的感觉，躺下坐起躺下坐起，整个三点缝眼皮手术大概只花了 40 分钟。

术前，Q 大概花了 10 分钟跟医生沟通，告诉他我想要的双眼皮高度，Q 原本的双眼皮是 11mm，做记号时我要求加高 1 mm 以弥补眼皮松弛所造成的双眼皮变窄。刚下了手术台，双眼肿得如哭了 10 小时般，右眼因为 Q 乱动而有些瘀青，我在休息室里休息了 1 小时，冰敷，之后便拿了一大包纱布和抗生素回家。缝双眼皮的过程不苦。

不必因为眼睛好像左右有点不对称而紧张，缝双眼皮（三点式）是可还原的。

缝完要冰敷

任何眼睛的手术都会令双眼肿得像水泡饼。刚缝完双眼皮，冰敷是很重要的。低温除了能收缩血管减少瘀青外，也能镇定、舒缓肿胀的软组织。所以，家里没有冰袋的朋友记得在术前预备 2—3 个冰袋以做手术后冰敷之用。

刚缝完双眼皮，眼皮亦会有轻微的拉扯感，翻眼时眼球上方有痒痒的感觉，盯计算机超过 10 分钟便会觉得眼睛疲累，医生说术后要 1 个月才能戴隐形眼镜，我不听话，术后第 5 天便开始戴了，说也奇怪，戴了隐形眼镜反而觉得眼球没那么痒。不过想缝眼皮的朋友还是要听医生的话。

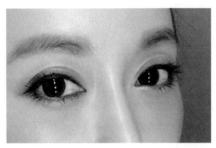

2012 年，三点式的双眼皮还行。

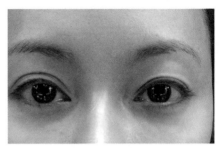

2014 年初，双眼皮掉下来了，偶尔要依赖双眼皮胶纸。

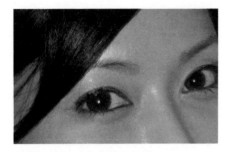

全天然无加工的原装"薄片双眼皮"。

冰敷时要小心，必须裹一层消毒纱布在冰敷袋上作隔离，除了可以避免冻伤，也能吸收一些眼睛分泌物，记得纱布要勤换。术后 3 天，每小时要冰敷 15 分钟，术后第 4 天则改热敷，每次 20 至 30 分钟，加速恢复。

处理伤口时，Q 会用生理盐水滴眼和清洁眼皮上的小针孔，然后再涂消炎药膏。由于 Q 的工作量很大，所以根本无法经常冰敷眼睛，导致眼睛肿得蛮厉害。所以，要上班的朋友最好挑周四缝双眼皮，然后请 1 天假，这样便能好好地在家休息了。

其实弄完双眼皮后最难熬的不是什么冰敷、热敷、吞抗生素等保养动作，最煎熬的是看见自己眼肿脸肿的时候。眼皮正肿的时候，不要时不时就照镜子影响情绪，多照镜子不如敷冰多休息。也不必因为眼睛好像左右有点不对称而紧张，缝双眼皮（三点式）是可还原的（交叉埋线的比较难拆线）。

若消肿后仍觉得需要微调，是可以的。由于缝线打结会令眼睛的淋巴循环变慢，所以眼睛的肿胀可能会持续 1 到 3 个月，视个人体质和医生打结的松紧度，如果用割的，以朋友的经验要 3 至 6 个月才消肿。最重要的是，别让眼睛发炎，如果不幸眼睛发炎，医生可能必须将缝结拆掉，等消炎消肿后才能再次进行手术。

早上起床，眼睛会很肿，肿眼皮会令双眼看起来很假，不过 Q 画上粗眼线后便不觉夸张。Q 的二度缝双眼皮已做了 14 天了，谢医生，谢天地，Q 恢复得很好。也许将来眼皮松弛到无法靠缝来改善，那么到时候再用割的吧。

{ 鼻子 }

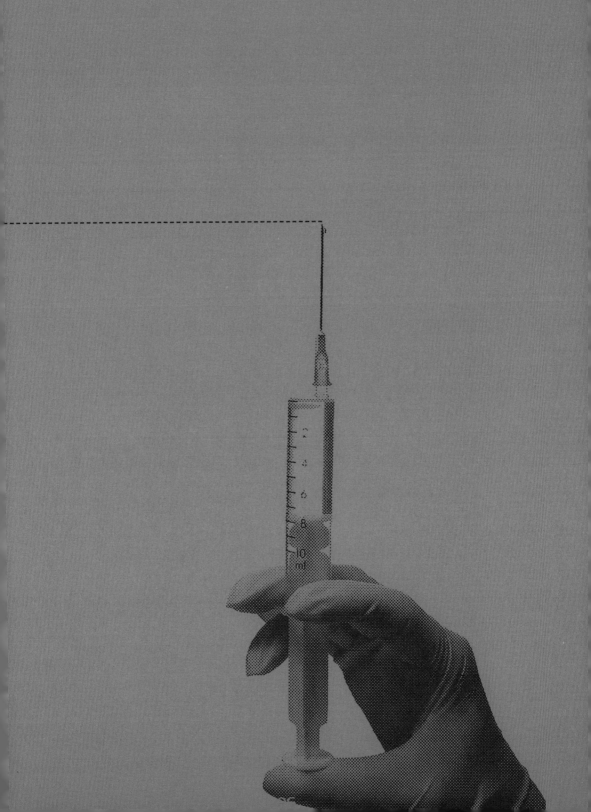

隆鼻要三思 ★

我个人认为隆鼻要三思，若是山根或鼻梁太低的人，可以先用透明质酸（也称玻尿酸）试水。如果喜欢注射效果，可以拍下注射后鼻子正面、侧面和45度侧照片做将来重复注射的参考。他日若真的做手术隆鼻，大家可以拿之前的照片给手术医生作参考，也利于跟医生沟通。

若是山根或鼻梁太低的人，可以先用透明质酸试水。

注射隆鼻复原期很短，缺点是只能改善山根和鼻梁，对于鼻头的角度、鼻翼的宽度、鼻子的长度是束手无策的。

别轻易注射透明质酸溶解酶或类固醇

透明质酸溶解酶除了能溶解打多了的透明质酸外，也会溶解自己本身的透明质酸。有些医生会用类固醇治疗凸起的疤痕，或因打过量左旋乳酸而产生的结节（Lump），如果注射类固醇过量会造成皮肤凹陷或毛细血管破裂。有医生会在凹陷部位注射生理盐水，效果不大，需要治疗的次数也多。

什么是埋线隆鼻

有些朋友问Q在韩国和台湾地区流行的4D埋线隆鼻Misko手术到底好不好。我没试过，于是做了点功课。

4D埋线隆鼻是当下比较流行的新式隆鼻方法。医生将用来缝合伤口的手术线埋入鼻梁、鼻小柱，像钢筋一样撑高鼻头，像大厦建筑的钢筋原理。然后，医生会因应术者的需要注射填充剂，如透明质酸、微晶瓷，甚至自体脂肪。Q 看到网上的资料，全都是只有优点，没有缺点。

它声称治疗时间只需 5 至 7 分钟，一般来说，快速不是整形的重点，重点是安全好看。埋线隆鼻不像传统隆鼻需要较长的手术时间，复原期也短，但是风险还是有的。曾有女生打透明质酸、微晶瓷，结果压迫血管，导致血管栓塞，皮肤烂掉，所以大家还是要注意。

Q 看过许多网络上的照片，好坏参半，有些效果的确不错，前提是阁下本身条件也不差；有许多做出来的效果却不理想，如鼻头太尖、鼻梁歪掉……而且据某些数据说，这种埋线隆鼻会在 6 至 12 个月消失，会被吸收掉，而注射在鼻子内软组织造成的疤痕组织也会影响效果。

Q 的看法是，新东西新疗程起码要观察 2 至 3 年，才会知道有没有问题，有些问题可能在 5 至 10 年后才会出现。另外，医生的技术是需要时间磨炼的。想做埋线的朋友再等等吧，Can't hurry beauty！

我 的 隆 鼻 史 ★

"她的鼻子其实弄一下会更漂亮，山根太低了，鼻梁高些会不错。"医生指着我的鼻子说，完全没有意识要整形的我，当时有些呆掉。陪朋友看整形医生居然变成自己在看！就这样，28岁，Q的"整形处女膜"破掉了。

心甘情愿的爱情是最舒心的，强求的关系不会真实，不会快乐，更不会长久。在娱乐圈游荡，经常会遇到"心不甘，情不愿"的时候，如遭到各种盘问。为了满足八卦者的心灵，夸大不实、误导的文字天天用力地打在纸上。大众不会关心你的心灵，只会关心你的脸皮、私事和背景。

我这人挺有脾气的，是水瓶座和处女座的混合体，若要裸露，我自己会宽衣，若要出卖自己，我会亲自告诉你。许多媒体喜欢问 Q "整形整了多少次"，应该怎么答呢？我纳闷。注射美容逐次算，还是以部位算？

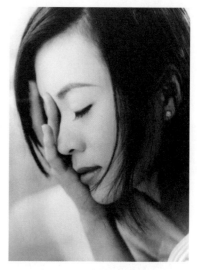

Q 23岁时跑去台北拍自恋写真，那时是100% 整形处女，平日爱素颜，也不太会保养。

皮肤美容应该算进去吗？电波拉皮（Thermage，也称热玛吉）、PRP（自体血清注射美容），算不算整形？戴牙套、注射胎盘素算不算？动刀的手术我做过鼻子、抽脂、85℃瘦小腿、缝了下垂的双眼皮（不是用割的），开刀不多，打针倒是无敌。注射方面我自认是"针后"，从32岁到40岁总共打了多少次针？真的没认真算，有需要便打吧！

写美容专栏已有10年了，周刊/月刊从未间断，电流丰胸、激光、RF（射频美容）、胎盘美容、漂牙、彩光、针灸美容、美白针*、PRP、二氧化碳溶脂（Carboxy Therapy）、消脂针**（也称溶脂针）、聚左旋乳酸（也称童颜针或液态拉皮）注射、冷冻爆脂、肉毒瘦脸、肉毒瘦腿、肉毒去皱、肉毒止汗、身体和脸部的电波拉皮、Jet peel嫩肤、IPL（强脉冲光，也称光子嫩肤）、果酸换肤、激光除毛、自体脂肪丰胸、透明质酸（也称玻尿酸）注射（苹果肌2次、夫妻宫2次、额头1次、下巴2次、唇1次、法令纹2次、手背2次等），还有氧气美容、耳穴减肥、净肤激光（也称白瓷娃娃）、无刀超声波拉皮（也称聚焦超声波拉皮、超声刀或HIFU拉提）、微针……大部分的疗程Q只跟它们发展一次，认真算了一下，做得最多的是胎盘注射美容、净肤激光、二氧化碳溶脂和肉毒杆菌注射……

我上了美容瘾了吗？有点，我承认。尤其是注射填充物在香港刚兴起的那段时期（那年2008）。我有病吗？那是一定的！我肯定患上"美容胆囊肥大症"和"分享强迫症"。没有病，我不会有勇气做美容小白鼠，没有病也不会把美容、微整、整形的好坏如实告诉大家，好让大家在无聊时评论我。所以说，今后不必相信其他媒体的报道，在本书中便可看到独家最裸露最开放的Queenie。"整形天后"这名衔，我要了！豪气不客气，我自己豪给自己。

当然，我心底是希望别人不要把我形容成"Plastic Queen"，美容不是我

---

* 备注：美白针目前并未获得CFDA（国家食品药品监督管理总局）认证。

** 消脂针也称溶脂针，目前并未获得CFDA（国家食品药品监督管理总局）认证。

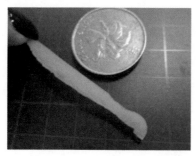

第一次隆鼻的纪念品——硅胶，十几年前的回忆。

的所有、我的唯一，我的信念是：美容是女人的终生副业，正职应是用心生活，把爱分享。若干年后，容颜会衰老，无论脸皮如何勤修都不会回到年轻期，但用心生活绝对是一辈子的事。女人可以虚荣，可以美容，但不能肤浅。

跟大家告白，此刻坦荡荡的 Q，曾经也极力否认整形。当时年轻嘛，也没像现在看得这么开！那年我 28 岁，第一次整形，整的是鼻子。某日陪朋友去复诊，年纪比我小的她之前已整了一次鼻子，觉得不自然，叫我陪她看整形医生。

"医生，我想再修一下鼻子，像我朋友的鼻子那样。"朋友指着我的脸。

"她的鼻子其实弄一下会更漂亮，山根太低了，鼻梁高些会不错。"医生指着我的鼻子说。完全没有意识要整形的我，当时有些呆掉。陪朋友看整形医生居然变成自己在看！就这样，28 岁，Q 的"整形处女膜"破掉了。那个年代，隆鼻是用硅胶假体的，没有其他的选择，技术很原始，把鼻梁加高是整鼻族的目的。还记得迷糊中看见自己的"新鼻"，也许受了药物影响，我觉得自己变美了。

回到家后，鼻子开始肿胀，瘀青扩散，整形后的我停止所有社交，躲在家里休养，狂冰敷，希望快些消肿，因为一周后我要上飞机上班！那时我还是位空姐。其实隆鼻术后的修补期起码要 3 个月，如果医生跟你说什么两星期便消肿，那是害怕阁下会打消整鼻的念头。相信我，隆鼻的恢复期要 3 个月到半年以上。

如果你想整鼻子，便要有被识穿的心理准备。

整形后的人最爱照镜子了，一天起码照几十次，从早上起床张开眼皮到睡前，每次照镜子都很担心，也很忧郁："怎么那么肿呀？该不会就这个模样了吧？为什么恢复得那么慢？"

　　记得术后首次穿空姐制服的那天，我简直想装病，不想出门，因为我知道公司的同事看到我的鼻子一定很讶异！结果，我那天戴了黑框眼镜，假装眼睛不舒服，并且自我催眠，带着自欺欺人的决心上班去。女人整形的心态有点像男人外遇，不敢承认，内心却很虚。飞机上的八卦不比地面少，有些八卦同事看见我便假装跟我友好，然后问我："Q，你的鼻子好高哦，是不是整了？"

　　当下被"没有交情又出名八卦"的人问，直觉一定是用否认保护自己的隐私："没有呀！"然后赶快装忙碌逃到机舱内通道中。整形被看出来是不安的，心想：糟糕！一定是太假了！

　　在飞行生涯中也遇过一些看得出来整了鼻子的同事，我从来不会去问人家，或试探人家有否整形，老实说，我认为那是很没礼貌的。你凭什么免费得到我的私密？

　　这是我 28 岁时的心情，整了，没有自豪，只有怕被看出破绽的不安。所以我超级了解许多极力否认整形的艺人、名人、路人的心态，一旦承认了，便需要拿出勇气面对大众的批评，这跟男人出轨后极力否认差不多。有时候自欺欺人不是罪，只是当事人希望用逃避来回避不安的情绪。力求真相的媒体也不是罪人，只是工作需要贩卖好奇，本能地戳破连弱视也能看得出的变脸证据——照片。

　　可是问题来了，由于硅胶假体属于外来物，我们身体对外来物会产生反应，长出皮膜包裹假体，并且逐渐出现包膜收缩（Capsular Contracture，也称包膜挛缩）的状况。翻看旧照，每年的鼻子都有丁点的不一样，鼻头愈来愈尖，鼻尖愈来愈翘，鼻头皮肤愈来愈薄。真的东西都未必能够永远，更何况是假的。爱情和整形皆是如此。

2009 年，误信某女医生，让她在我鼻中隔（鼻孔中间深处）打了透明质酸，她说可以让 Q 侧面更好看，像韩星。结果，韩星倒一点儿都不像，反而像猩猩。两周后急忙请她把那坨实验性的透明质酸溶掉，不知她打的是降解酶，还是类固醇，我鼻子比之前更加"朝天"了，鼻子长度变短，甚至轻微地往右脸歪。我是那种不到绝望的地步都不会胡乱开刀的人，打针我绝对勇敢，开刀嘛，心里还是有些不安，所以当时也没有失心疯地立马做手术修正。

2010 年圣诞节，Q 忍受不了自己的猪鼻子，跑去台北重做鼻子。Q 有三位女友的鼻子都是这位医生做的，效果不错，所以便把信任交给医生，跟医生讨论过后，我总结了自己的要求——

Q 本身的鼻子并不差，受了医生的"语诱"，28 岁在香港做了隆鼻手术。当年的隆鼻很简单，医生用局部麻醉，在鼻孔内侧切开约一厘米的开口，接着插入 L 形硅胶，再缝合伤口。重温旧照片，我发现术后半年鼻子才消肿。术后第三至五年的鼻子最自然最美，鼻头也会慢慢变得较精致。

（1）改善朝天鼻，我不要见到鼻孔；

（2）鼻子要自然；

（3）山根不要高，我两只眼睛长得较近，不要做阿凡达；

（4）鼻头要秀气。

赌博需要筹码，整形需要运气，每一次整形都是改变容貌的抉择。许多朋友以为，整了鼻子，脸形会更立体、更美，其实不一定。同一个鼻子，放在不同人的脸上会有不同的"风景"。整容讲究协调，鼻子弄高了，额头太扁，也不会自然；苹果肌太平或太凹，鼻子高也会怪，眼睛长得太近的人鼻子也不宜隆太高，尤其是山根部位，否则眼头会向中心拉扯，五官挤成一堆，不会好看。

所以，一位好的整形医生一定要有审美观和比例的观念，别以为鼻子弄高了便叫完美，鼻子的整形还要考虑鼻头、鼻翼和鼻尖的角度，一个成功的鼻子一定要配合自己的脸形，否则一张东方人的脸挂了西方人的鼻子，混血儿做不成反倒成了"整形不宜"。

第二次的修鼻，是失败的。拆掉鼻模后，我看见一个陌生的自己，我一直强调只要 1 mm 的改善，我要自然，结果术后……俺的鼻头大如蒜头！我一直安慰自己：会消肿的！医生和护士也一直安抚我："会消的。"也许有消那么一点吧，但是绝对和我的期待和想象相去甚远。本来希望要 small size 的秀气鼻，结果花钱买了个 medium large 的"蒜头鼻"，心中无限郁闷。

Q 第二次 nose job 用的是 I 型卡麦拉（硅胶与 Gortex 复合假体）。鼻中隔用了人工的，至于鼻头是用左耳的软骨，这就是俗称的韩式二段隆鼻。术后 3 个月，医生说他可以再免费为我重做一次，我不要，也不敢。组织恢复需要时间，我想让我的鼻子休息，太快重做手术是不明智的做法，而且以我之前的经验，鼻子会逐年变小，鼻子的疤痕组织需要时间软化，加上 40 岁的新陈代谢速度变缓，恢复所需的时间一定比年轻的美眉慢。

诊所的护士曾建议我在鼻头打"消疤针"，其实就是类固醇。我不要！谁知道打了类固醇，鼻子组织萎缩的程度会是多少。医生也没办法给个概念，我决定不打！我选择再等待。二度修鼻到现在已经快两年了，比起刚开完刀，的确有消一些，可是距离秀气还差一大截。会再动刀吗？我还想再等，内心还没有到绝望的地步，况且，就算再动一次也不一定保证能达到我心中的理想鼻。

　　我想说的是，鼻子整形是个大手术，如果阁下的鼻子不是有太大问题就尽量别动它。打透明质酸、微晶瓷只可以"试水温"，让阁下不用动刀也能短暂拥有高鼻梁，但效果不长久，也不宜长年重复注射，因为有可能因填充物变阿凡达鼻。

　　这就是 Q 鼻子的分享和告白。后悔吗？后悔这种情绪不值钱，也没地位。鼻子漂亮过，没什么好后悔，二度隆鼻效果虽不如我意，但比起"朝天猪鼻"还是有些改善。

　　美丽没有永远，能曾经拥有已经要感谢上天。
　　真爱也许短暂，然而已足以填满一颗寂寞的心。

　　祝大家快乐平安！

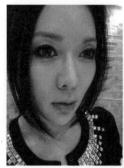 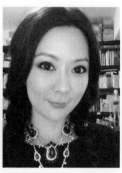 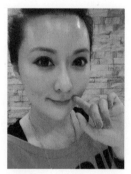

术后 3 个月，鼻子有点肿，仍然很大，很不自然。二度隆鼻，尤其是年纪有些大，加上鼻头用了耳朵软骨，所以恢复会更慢。1 个月消肿根本是神话。

术后半年，鼻头呀……为什么你那么大？

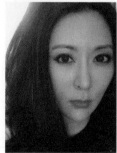 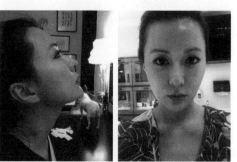

术后一年，鼻子慢慢变小。

术后两年（2012），鼻子消肿了一些……希望它再消一些就好了！侧面看鼻子还行，但正面鼻头仍很"man"。

找 哪 位 医 生 好 ★

我相信每段爱情死亡前都会经历一段"鸡肋期"，鸡肋期有长有短。大家其实心里早已明白某段关系已急救无效。无力重燃爱火，也无心重建关系。可是不知如何说分手，在没有事故、没有借口、没有更理想目标的情况下……拖延成了男女无法决绝的麻药。跟任何人任何事说分手，都是需要勇气和不满的累积。

曾经参观过韩国几家出名的整形医院，像人肉工场，医生好像永远在赶场赶时间。

我试过跟我的鼻子"分手"，是源于两年前的隆鼻失败，之后我早已有再动手术的念头。只是当时有太多考虑的因素，所以一直拖到现在。鼻梁太高、鼻头太大、鼻孔不自然，是我一直在意的问题。

有些朋友跟Q说："不会呀，Q你的鼻子没什么问题呀！"谢谢你们的善良，对于一个爱漂亮、有要求、体内住着一个"处女座魂"（月亮星座）的爱美瘾君子而言，让这管"假鼻"长居脸部中央是难以舒心的事。我并不要求完美鼻，我只是希望将不是很自然的部分调整一下便行……问题来了，找哪位医生做好呢？

"去韩国整吧！那里的医生比较厉害……"有朋友跟我说。

"哪位医生呢？有他的网站及参考案例吗？"我问朋友。

友人说不出来……她只是听别人说，和平日爱看韩剧而已。

和"鸡肋鼻"分手

几年前 Q 曾经参观过韩国几家出名的整形医院。老实说，那次经历给我的感觉不是很好。那里的整形医院像人肉工场，医生好像永远在赶场赶时间。要知道，医生和你的沟通是急不了的。也许每天要"处理"大量的脸和身体，韩国的医生似乎都已偏向"制式化"。

> **医生推荐医生并不罕见，但医生大赞并力推的医生一定是非凡之士。**

而且，我发现韩国有些医生属于"夸张派"，他们做出来的鼻子都很"锋利"，太高太宽。Q 有几位去韩国整鼻的朋友都对自己的新鼻不太满意，除了一位。

当然我相信有成功的例子，也有崇尚"自然派"的韩国整形外科，只是我不认识那些医生。做得成功的人也不会到处跟人分享，为医生打广告吧！而且，身边也没有哪位在韩国整鼻的友人，鼻子美到让我蠢蠢欲动，于是 Q 的"鼻子鸡肋期"长达两年多。这段时间我没有允许自己沉迷在后悔的感觉中，与其后悔，不如专注于其他工作或兴趣，有空多做资料搜集，多做功课，勤寻名医。

半年前跟整形外科医生朋友聊天，聊到我的"外国人鼻"，他介绍了一位专门做鼻子的整形外科医生给 Q，说他经验丰富，做出来的鼻子挺自然。医生推荐医生并不罕见，但医生大赞并力推的医生一定是非凡之士。

一般的整形医生都会为求美者做不同的疗程或手术，而这位"鼻王"只专注做鼻子这块。花了几个小时看了这位老医生的案例，我动了跟"鸡肋鼻"分手的决心，飞到台北跟他约诊。

漂洋过海去修鼻

在异地整形要考虑很多问题：预约、住宿、复诊、拆线、术后照料、语言沟通、档期、开销……我必须老实说，香港整形界在鼻子这块并没有"扬威国际"，如果香港有成熟的复合结构式鼻整形技术，我又何须跨海修容。

鼻子整形是脸部整形中最复杂的手术，不是单纯塞个假体，打几毫升透明质酸（也称玻尿酸）便可以。鼻整形可包括眉心、鼻梁、鼻头、鼻翼、鼻孔、鼻翼沟，如果希望隆鼻后的保固期更长的话，结构式鼻整形（structual rhinoplasty）可以稳定术后的鼻形外观。

到了台北"鼻王"的诊所，老实说，诊所设计装潢怀旧得令人担心，感觉好像到了旧片场的欧式客厅。

> **在异地整形要考虑很多问题：预约、住宿、复诊、拆线、术后照料、语言沟通、档期、开销……**

等了一会，终于跟医生见面，Q跟他详列自己鼻子的问题和要求——

（1）鼻头变回首次隆鼻的大小；

（2）调整上缩的鼻孔；

（3）鼻梁不要太高；

（4）山根最低点要在瞳孔之间——总结，鼻子一定要自然，跟五官协调！

医生用计算机帮Q做了"术前模拟图"。他说我的山根太低，做高一些会好看点，望着电脑屏幕的"仿真Q"，我不以为然，我还是喜欢山根较低的自己，因为侧面看起来眉鼻弧度会更小，更显年轻可爱，我不要做希腊女人或阿凡达中女！

"计算机仿真图只是参考，不会完全相像，不用担心。"医生安慰我说。

忆起医生官网上的案例图片，想起整形外科友人跟 Q 强力推荐，我还是决定跟医生预约手术的时间。

手术排期到明年

交了 500 元新台币（约人民币 100 元）的"术前模拟图费"，护士小姐说手术要排到明年初才有空当可做。

"What？！"明年初？看诊时才 3 月底，还要等 10 个多月，原以为可以在 4 月份做，我呆在接待室前……

"可以安排早一些吗？"我急了。

"我们安排你后补吧！先留下电话。"护士无奈地回答。

我的天啊！原来有那么多待修的鼻子……但这也能理解的，一年才 365 天，扣除医生放假休息、出外考查，医生一天只能帮一个人做手术，排到明年也是正常的。

> **我相信工多艺熟，一位只专注做隆鼻的医生，经验会令他的技术升级。**

一般在台湾隆鼻收费是 8 到 10 万（约人民币 16000 到 20000 元），"鼻王"的收费是一般整形外科的 Double。我相信工多艺熟，一位只专注做隆鼻的医生，经验会令他的技术升级。

好吧……我愿意等！感谢上天，4 月中时，Q 收到诊所的电话，说有位术者临时有事，取消手术，所以安排 Q 5 月初动刀。

手术前的保养 ★

　　由于 Q 有隆鼻经验，所以去台北前两周便开始做鼻子去角质的保养，减少粉刺和痘痘的滋生，因为隆完鼻的 1 个月内是不能去角质的。手术前一天到达台北，约闺蜜吃了顿日本料理，然后便乖乖回酒店休息，由于手术采取局部和睡眠麻醉（Propofol），所以术前 12 小时不能喝水、吃东西，而术前两周也要停止任何中药和维生素 E 的补充。

隆鼻前两周，开始做鼻子去角质的保养，减少粉刺和痘痘的滋生，因为隆完鼻的 1 个月内是不能去角质的。

　　手术当天，出门前尽情洗了个澡，因为我知道手术后我将暂别浴缸和莲蓬头 5 天以上。手术前，医生亲自为我拍照，要拍摄不同角度，包括笑跟不笑，并且做术前最后的沟通，沟通部分真的很重要。Q 一直强调要小鼻子、自然山根、自然的假鼻——自然到看不出是假鼻的鼻子。医生应该会觉得我很唠叨，怎么一直在重复。

　　付了款项，护士小姐带我去更衣室换消毒手术衣。Q 大概早上 10 点爬上手术床，护士为我打了令肌肉放松的针剂，昏昏沉沉的我在睡着前轻轻地跟自己说："Queenie baby, good luck!"

手术后的修复 ★

鼻子整形后的再度修复有一定难度，困难在于之前整鼻留下的疤痕组织以及鼻子结构的改变。简单地说，没隆过鼻的人做复合式隆鼻会比再次隆鼻的难度低，成功率和满意率也较高。而医生必须要有精确的诊断、丰富的经验，才能为二度隆鼻的人做更精细的调整。

鼻子整形后，再度修复有一定的难度。

Q做的是复合式隆鼻手术，步骤包括——Gortex垫眉心和山根、雕塑卡麦拉垫鼻梁、耳软骨垫鼻头、鼻翼整形、异体肋骨建立稳定鼻基部。听起来很澎湃吧！稳定鼻子基部是很重要的，"鼻基"稳固的人，只要在鼻梁上放植入物或再加耳软骨垫鼻头，便可以得到相当好看的鼻形。如果本身鼻中隔和鼻基都不稳的话，所需要的工程便会更大。

从鼻头做得好不好，便知道医生的功力和技术。有部分医生做出来的鼻头很不自然，不是太大便是植入体太明显，为Q操刀的医生是出名的"鼻头雕塑王"，付两倍手术费也是冲着他的技艺来的。

手术做了6个多小时，Q醒来时觉得像喝了一瓶香槟，迷糊且轻盈。护士为我打了点滴，把体内的药物代谢一些。等我稍微清醒些，已是晚上7点多。我的左鼻孔被缝了一根导出瘀血的管子，以便将多余的瘀血引流出来，这样肿胀和瘀青才不会太严重，而管子隔天便可拆掉。

回酒店途中,右边鼻孔不时流鼻血,左边接了管子的反而没什么血被引导出来。偶尔鼻孔一阵暖流,照照镜子,发现鼻孔流着两条鼻血,好想拿纸巾塞住鼻子哦!回酒店后,闺蜜买了些卤味给我吃,肚子还真饿呢!所以说,在异地整形还真需要个朋友照应。术后当晚我还特地拍了个视频,也真佩服自己的精力那么充沛。其间鼻子不时流血,1个小时内,我大概用了100根消毒棉花棒。医生说手术后当天要用枕头垫高来睡,第二天才不会肿得像猪头。

翌日起床,我的妈呀,眼睛肿得连双眼皮也变形了!Q立即贴了双眼皮胶纸,减低碍眼度。术后的第2、3、4天,Q都有复诊、换药,并且打抗生素针作预防。为了避免伤口发炎,除了要吃一大堆消炎药和止痛药外,还要用优碘以及药膏清洁鼻孔和鼻中柱的缝线伤口,一天至少清个10次以上,在此分享方法:

(1)先用中型消毒棉花棒蘸上生理盐水把鼻孔内的鼻涕、血块清理干净。

(2)用新的消毒棉花棒蘸上优碘在鼻孔内转圈。

(3)用消毒棉花棒清理鼻孔流出的碘,以免碘流到鼻中柱缝线的地方,使色素沉淀。

(4)用消毒棉花棒蘸上药膏涂在鼻内外缝线处,每次都要用新的棉花棒,千万别省!

注意,若要擤鼻子,不能用一般面纸或厕纸,里面可能有细菌,会引起伤口感染,要用消毒纱布清理鼻涕。

术后鼻孔被缝上引流管,以减轻瘀血扩散。这时,冰敷非常重要,好好休息,最好不要出门。术后第二天回诊,我瘀得厉害,像被家暴。由于医生拿了耳软骨垫Q的鼻头,故纱布要3天才能拆。而眉心的针孔,大概5天便消失,鼻子上粘了防敏感胶布,把肿胀压住。术后5天伤口忌碰生水,缝线部分要12至15

天才能拆线。两周内要禁烟、禁酒、禁辣，不可泡澡泡温泉、做运动、晒太阳。睡觉记着抬高头部，勿侧睡，记得冰敷是消肿的王道！

由于工作的关系，Q 无法留在台北直到拆线，所以术后第五天便搭机回港。术后鼻子粘了一堆胶布，鼻水塞满鼻，为防止感染，出门得一直戴着口罩，很不舒服，而且样子肿得跟证件上的 Q 很不一样，故为了避免麻烦，请医生为我开了一张手术证明。

由于术后不宜提重物，所以 Q 把能寄舱的都寄了，随身尽量轻便。

术后 5 天伤口忌碰生水，两周内要禁烟、禁酒、禁辣，睡觉记着抬高头部，勿侧睡。

隆 鼻 后 的 地 狱 期 ★

回到家，终于可以真正休息了。隆完鼻的人应该待在家里，尽量少出门，放纵"放空的心情"。第一周是"隆鼻地狱期"，所有不适、肿胀"倾鼻而出"。术后第二晚，Q吃了一颗"抗组织胺"，是抑制鼻腔内膜肿胀和鼻水的药，Q吃药后，四肢软得像上了岸的水母，真的很不喜欢这种感觉。第二天回诊跟医生说，医生让我试试停服抗组织胺，结果第二天晚上开始严重鼻塞，不过鼻塞、流鼻水是隆鼻后的正常反应，只要不太严重，不必太担心。

隆鼻后冰敷真的很重要，记得两年前隆完鼻没有乖乖冰敷休息，结果肿胀久久不退。

回港第一周，我每隔两小时便清洁鼻子，有空便冰敷。隆鼻后冰敷真的很重要，记得两年前隆完鼻没有乖乖冰敷休息，结果肿胀久久不退。加上之前的医生技术和判断都不是很好，把Q的鼻头做坏了——做得太大太长，所以我的鼻头像"大鼻子情圣的远房亲戚"。

对于不用朝九晚五的人来说，待在家里休息养伤是没什么好忧虑的，隆鼻不会太影响我们工作。我嘛，稿照写，片照拍，唯一影响的是出门时经常要"全副武装"，帽子、口罩、鼻模不离身。基本上，只要瘀青不是太厉害，需要上班的朋友大概在术后10天便可重回工作岗位，而Q的瘀青维持了快两周。由于术后左眼瘀青很严重，所以防晒要做得更严谨，因为紫外线可能令瘀青变成色素沉淀的。

加速鼻复原

为了避免洗脸时向前弯，所以洗脸时只用消毒棉蘸上生理盐水，清洗脸部。不知是不是心理作用，没洗脸、没涂保养品的那段日子，我的皮肤居然变得更有光泽，更白皙。我猜可能是饮食的关系吧！为了加速鼻子复原，Q 天天起床便喝豆浆，吃很多蛋白质，也会煲些无糖薏仁汤以去水肿。

不要老是拿着镜子照，整形后经常照镜子只会令焦虑升级。

整形后肿胀瘀青是正常的，而肿胀多少会令容貌看起来不是很美。所以不要老是拿着镜子照，整形后经常照镜子只会令焦虑升级。隆鼻后，眉心山根和鼻头的消肿会比鼻子中段慢。因为做的是结构性隆鼻，所以鼻头的伤口也会比较多，相对地，复原消肿所需的时间也要多些。

术后两周，我到诊所拆线，医生一边拆一边称赞我的鼻形比之前好，而且也说"鼻王"的手工很细致，是位高手。要知道，隆鼻两周后的鼻子仍是很肿的，如果在肿胀下仍能看到不错的鼻形，那么便算成功一大半了。拆线后，Q 便开始热敷鼻子附近，也在左眼下方开始"厚敷"喜疗妥（一种抗炎药膏），至于鼻模也只留在白天戴，晚上只贴防敏感胶布睡觉。术后第 24 天我终于化了个妆去中环染发，没有口罩、鼻模、胶布、抗生素，没有鼻塞的日子真好！

鼻子的形状愈来愈自然了……我的心轻盈又快乐，困扰我两年的超假鼻终于离我而去。虽说新鼻子的最终模样仍未铁定，但是总比跟"从未相爱过"的旧鼻在一起好。真的，有时候分手是解脱的开始！

俺解脱了！

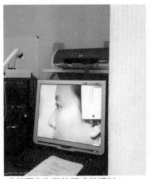

术前医生为我的手术做规划。

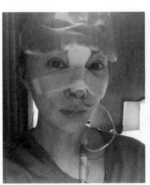

术后，鼻孔被缝上引流管，以减轻瘀血扩散。冰敷非常重要，最好留在家休息。

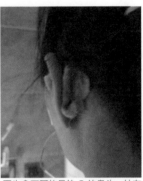

医生拿了耳软骨垫 Q 的鼻头，纱布要 3 天才能拆，缝线要 2—15 天才能拆线，术后 5 天伤口忌碰生水。

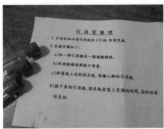

术后睡觉抬高头部，勿侧睡，记得冰敷是消肿的王道！

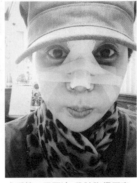

术后第二天回诊，我肿胀得厉害，像被家暴。

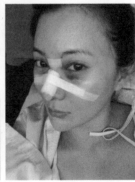

眉心的针孔大概 5 天便消失。鼻子上贴防敏感胶布，压住肿胀。

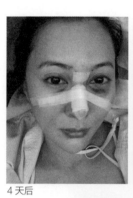
4 天后

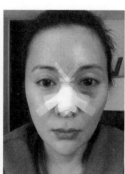
10 天后

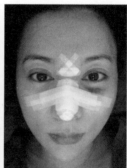
13 天后

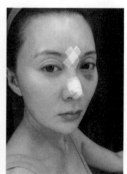
15 天后

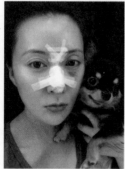
16 天后

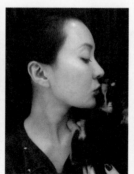
21 天后

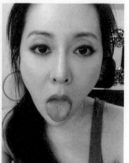
24 天后

不要害怕改变，要相信改变会更美好！

跟假鼻子分手

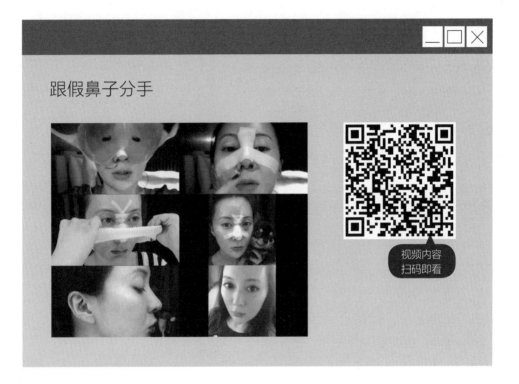

视频内容
扫码即看

{ 脸部 }

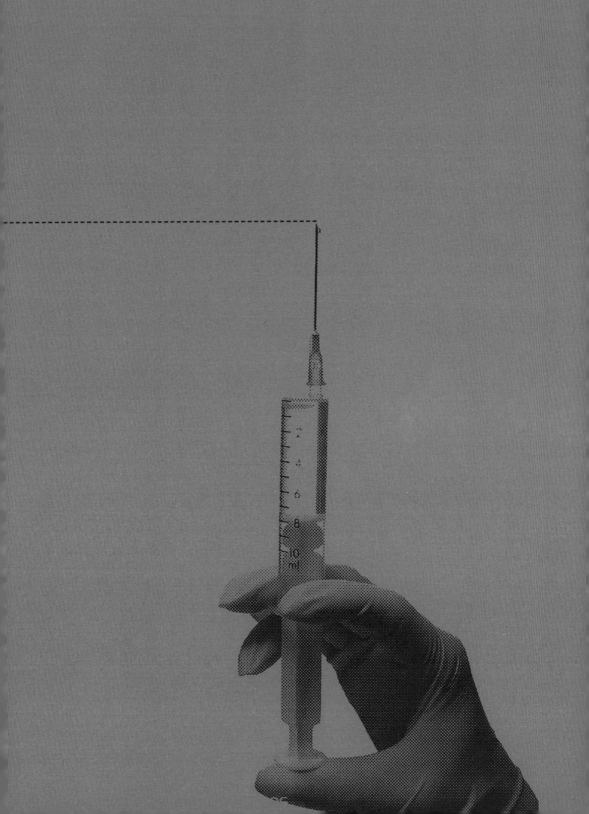

胎 盘 素 导 入 ★

我是胎盘素的超级粉丝，Q 试过皮下注射，试过口服，也试过外涂。如果我一辈子只能用一样保养品，那么一定就是胎盘素。

胎盘导入、经络按摩是到老都做不腻的面部护理。

胎盘不是胎儿，许多人听到"胎"字便心生恐惧。其实胎盘只是胎儿在妈妈肚子里的"充电器"。通过胎盘，胎儿可以从母亲的血液里获取氧气，而胎儿体内的废物和二氧化碳也可通过胎盘送进母亲的血液里。科学家发现胎盘中含有丰富的蛋白质、脂肪、糖类、酵素、生长因子等。

注射或口服胎盘素，不是人人都能做的，Q 在注射前要做全身健检，确定体内无癌无肿瘤才行，否则胡乱注射可能会弄巧成"危"。而拿来外用则全民皆宜，从 2005 年到现在，Q 亲身见证胎盘素涂脸的神效。

在这里我说的是注射级的人胎盘素，而不是坊间那些声称有胎盘素却又浓度不详的产品。每当做完激光，嘴唇破皮，皮肤过敏，我便会拿胎盘素敷脸或去做胎盘素导入疗程和经络面部护理。我是一个很容易水肿的人，早上像猪头，晚上像缺水的蜥蜴，眼窝凹陷，所以我总爱挑早上来做。

建议大家选择日本制造的胎盘素，经过高科技的消毒、提炼以及繁复的卫生检验，安全度极高。而胎盘的原材料每个都有检验的证书，非常安全，不用担心感染或病毒的问题。

治疗师会根据面部穴位，配合自家研制的经络膏进行按摩。有需要改善色斑的朋友可以在按摩后做 Nd Yag 1064 nm（也称白瓷娃娃）激光。按完脸和肩颈之后，治疗师便会用冷冻导入仪将两支纯人胎盘素逐渐少量"喂"给开心及放松无比的肌肤细胞，导入仪的探头冰凉舒服，"喝"完两瓶胎盘素，我的脸色白嫩有光泽，毛孔也变得细致。经前皮肤容易敏感的人一定会爱上这个胎盘经络疗程。

在注射前要做全身健检，确定体内无癌无肿瘤才行。

有一阵子,Q 每两星期便会做一次胎盘经络护理,那时我的皮肤是无比的好!

激光去斑勿频繁 ★

一白遮三丑，东方女生爱美白已是一种美容文化。大家的脸上再也容不下任何斑，任何色素印。色斑有很多种类，最常见的有雀斑、老人斑、荷尔蒙斑。

雀斑的复发率很高，如果没有好好做防晒，做保养，雀斑会如野草般，"春风吹又生"。

消灭老人斑可以用 CO_2 Laser，将凸起的表皮细胞"铲走"，结痂后脱落便可。荷尔蒙斑是很多女人的烦恼，也是众斑之中最难搞的。

老人斑又名脂溢性角化病，长得有点像色斑，但有微微凸起，是由于长期被紫外线伤害而令表皮细胞产生异变。老人斑有黄、浅咖啡和深咖啡色。消灭老人斑可以用 CO_2 Laser（也称点阵激光或飞梭激光），将凸起的表皮细胞"铲走"，结痂后脱落便可。不过之后有可能有小凹的伤口或疤痕，甚至轻微的色素沉淀，消失需时。

荷尔蒙斑，俗称黄褐斑或蝴蝶斑，是很多女人的烦恼。此斑是众斑之中最难搞的斑，除了会受紫外线影响，也会受压力荷尔蒙、情绪、睡眠等因素影响。除了可以用低能量的激光（波长为 1064nm）处理之外，作息、生活、保养、防晒也不容忽视。

一般大家认知的去斑都是激光。激光分很多种，不同的斑要用不同的波长来作治疗，但是激光这种东西不能滥用。别以为长了斑只需跑去做激光便 ok。若操作者失当，又或者过度治疗，不但黑斑无法根治，反而有可能出现白斑！黑斑尚可用不同的治疗方法改善，但白斑（皮肤脱色）一出，现阶段的医学就不能治疗了。

黑斑虽可怕，白斑更难除

白斑是我们皮肤黑色素细胞遭受破坏，而导致皮肤出现的白色斑点或斑块，其实就是黑色素细胞退化、休眠，或死亡的现象。

一般来说白斑的病因仍然是个谜，但主要有几个可能性：

（1）天生基因缺陷；
（2）免疫系统出现问题，产生对抗黑色素细胞的抗体；
（3）末梢神经出现异常，释放毒素破坏黑色素细胞；
（4）过分接受激光治疗。

净肤激光（也称白瓷娃娃）刚出道的时候，医生建议 Q 做密集的治疗，1个月做 20 次，几乎天天做，然后每个月再做保养治疗。那段日子我的肌肤可以用两个字形容——无瑕。完全光亮，没有斑点，我也享受过两年多的甜蜜期。可是当我脸上开始出现白斑后，我便不敢再"疯狂"打斑。

现在许多美容院都有激光去斑疗程，偶尔做的确无妨，但长期依赖激光是不明智的。其实用果酸、维生素 C，或一些美白产品也能减淡色斑的。虽然效果不会像激光那么快，但是绝对不容易出现白斑。白斑一出，皮肤等于被判无期徒刑，大家不要一窝蜂跑去狂打激光。我是过来人，听我的！

整 掉 皱 纹 ★

皱纹可以"整"掉吗？有时候，皱纹就像"感情中的裂痕"，出现了，便很难回复从前。有些皱纹，更是在日积月累，不知不觉中出现的。皱纹成因很多，也很复杂——日晒、污染、自由基、抽烟、压力、荷尔蒙……大体而言，主要是：

（1）胶原蛋白和弹力纤维退化；

（2）肌肤脂肪流失；

（3）重复的脸部表情（皱眉纹、鱼尾纹）；

（4）韧带松弛，肌肉下垂；

（5）DNA 和 RNA 传给皮肤生长的讯息减弱（皮肤的细胞活力便下降，并出现形状异常的细胞。皮肤保水的能力变差，触感也不同）。

静态皱纹有深有浅，浅的细纹可以通过去角质，移除老化细胞，让皮肤看起来更平滑。当然也可以通过电磁波（RF,Radio Frequency）和激光刺激骨胶原增生来达到"减皱"的效果。电磁波和激光能将能量传达到皮肤下几毫米，对于浅层细纹有不错的功效。反正，任何"先死而后生"的疗程多多少少都有令肌肤回春的功效。之前谈过的微针，按原理也有减淡皱纹的作用，但是感染的风险也相对较高。

涂保养品可以去皱吗？动态纹肯定"NO"，静态纹也不太有作用，充其量也只是其保湿分子令表皮细胞含水量上升，角质层柔软，细纹在视觉上显得较淡，但"深刻"的静态纹是无法靠涂保养品消失的，如果某面霜、某精华如此迷惑你，你要理智要清醒。所谓去皱的保养品大多只能令有细纹的皮肤看起来没那么干，并不能消除静态纹。原理就像干冬菇注水，注水后的冬菇还是有纹有坑。然而，有些医学成分如维生素 C、果酸、维生素 A，是能够轻微刺激皮肤长骨胶原，对于小小细纹的确有效。不过在使用时要注意，温度不宜太高，否则有可能造成皮肤刺激。

Botox 去皱

女人说男人爱说谎，其实女人也好不到哪里去。通常男人说的谎比较单纯，为了得到女人的芳心，为了掩饰感情出轨……男人撒谎，因为女人爱听。女人说的谎比较复杂，购物后会向男友或亲人报假价，明明不喜欢却笑说没关系；女人也会劈腿，也会为了"分散投资"自己的感情而撒谎，而且女人更会为了自身的容貌撒谎——整容要偷偷地整，打肉毒杆菌要瞒着男人，为了挤出乳沟而不择手段……为了迷惑男人的视觉，女人的身体不知藏了多少个秘密和谎言。

有位朋友一直是注射肉毒杆菌的地下用家，她坚持不让男友知道她的巴掌脸是靠打 Botox 而来的。每次她叫我陪她打肉毒都说是去喝下午茶。她说："我不想男友觉得我的美丽是需要'外助'，我要他觉得我是天生就这么美。"我完全明白女友的心态，因为歧视，也怕被歧视，女人选择了谎言。

动态纹是可以使用肉毒杆菌除皱的。肉毒杆菌有几个品牌，每个品牌的肉毒效能和强度都不相同。肉毒杆菌注射是利用本身能阻断神经和肌肉间传达讯息的特性，达到缩小肌肉和除皱的效果。打肉毒并没有年龄限制，18 岁以上，只要有需要便可以注射。当然，应用在动态纹上的通常是"有点熟"的族群。

打肉毒杆菌是本世纪微整形（小针美容）的"大众爱人"，年轻的、中年的、衰老中的，都靠它来提升美丽，维持青春。老娘早已离不开肉毒杆菌了，每当眼角的笑纹渐渐浮现，每当两旁的咀嚼肌冒头向我问好，每当额头重现"五线谱"，我便会心绪不宁，马上找好医生为我的美丽补针。对打肉毒杆菌，老娘有几个心得想跟大家分享。

由于打肉毒没有还原的方法，所以注射肉毒的分量和运气很重要，一定不可一次打太多。分量多了，表情会不自然，运气差点，药水渗到不该渗的地方，便会有歪嘴、垂眼、左右脸不均等情况，"毁容"几个月。透明质酸（也称玻尿酸）打坏了还可以打降解酶，肉毒打坏了便要承受几个月的"怪异不自然 look"。我建议大家在初次注射时请医生用少剂量，西方人和亚洲人的肌肉厚度不同，基本上亚洲人打的剂量不需太多，宁可不够再补针，也比过火"悔针"好得多。另外，请医生为阁下留一些"会动的肌肉"，脸部完全无法动是件很难受的事情，所以老娘宁愿回医生那补针也不会一次打太多。

Q 找了医生为我毁灭衰老的证据。与我相熟的这位医生总会跟我讨论疗程的细节，包括在何处下针、预期的效果等等。好的医生会当你是朋友，给你中肯的意见，耐心回答你的任何疑问，更会用保守的方法把你变美。美丽并不光只靠医学工具，医生才是灵魂人物。Q 还听过有人用肉毒打大眼针、缩鼻孔针、去眼袋针、治疗牙龈外露针等。老实说，Q 不建议大家跑去做，虽说有成功的例子，但失败的概率很高。鱼尾纹、抬头纹、眉心纹这些动态纹也未必能靠肉毒而有完美的治疗，何况在一些"高危"地带？

对付松皮 ★

年龄从来不是我的秘密。我的美容、我的"维修"、我的整形，从来只为讨好镜中的自己，不是掩饰我的年龄。对于中女而言，"视觉年龄"比"实际年龄"愈小，安全感跟优越感也愈大。

对一些事情，上天还是很公平的，时间从未为谁停止过，地心引力在地球的每一角落都是一样的没变过。我们作为女人，一生中不断对抗地心引力，胸部要坚挺、圆臀要翘翘、脸皮要紧实、嘴角要上扬……一旦皮肉松了，掉下来了，自信也会跟着往下掉。

近年出现许多自拍神器和美颜 App，除了美肌嫩肤等功能外，还有瘦脸拉提的"傻瓜"按钮，轻轻一触，松脸立马往上拉。看着"美颜"后的照片，Q 一点都不感到安慰，反而觉得在自欺欺人，照片好看有啥用，真人要跟美照同步才开心。对付松皮，要针对很多不同的因素，表皮、骨胶原、肌肉、肌腱膜（SMAS）缺一不可。

表皮收紧了，若皮下缺乏骨胶原，就像泄了气的气球；若皮下更新了骨胶原，但皮下筋膜松弛，表皮又缺乏弹性，那拉提效果也不尽如人意。所以，要"收

表皮收紧了，若皮下缺乏骨胶原，就像泄了气的气球；若皮下更新了骨胶原，但皮下筋膜松弛，表皮又缺乏弹性，那拉提效果也不尽如人意。

皮"，真的不能单靠一种医美疗程来改善。电波拉皮（Thermage，也称热玛吉），Q拉了好几年，一直是忠实用家，另外什么肉毒注射拉提、乳酸注射拉提，Q也全试过。老实说，注射性拉提的效果很小，而且时效很短。

骨胶原流失较多的人可以先做电波拉皮，当真皮的骨胶原增加了之后，再配合聚焦超声波拉皮收紧底层的骨胶原和肌膜，效果会更好。

如果本身是严重缺乏皮下骨胶原的朋友，注射乳酸也许会因为自我更新的骨胶原增加了而看起来饱满些，然而如果本身已是"包包脸"，再注射乳酸的话，那么拉提的效果会是零，而且会从包包脸变成"大包脸"，Q的脸就是最好的教材。依我的经验，要成功地"收皮"，首先要了解自己的问题所在，然后再选择综合疗程。骨胶原流失较多的人可以先做电波拉皮，当真皮的骨胶原增加了之后，再配合聚焦超声波拉皮（也称超声刀、HIFU拉提）收紧底层的骨胶原和肌膜，效果会更好。

HIFU 收脸术

Q曾试过高能量聚焦式超声波（HIFU）拉皮疗程。HIFU的"聚焦"深度和能量，往往主宰治疗的深度和程度。由于能量不是由外至内传达，所以不用担心皮肤会烧焦。一般在做HIFU前，医生或护士会为你涂麻药。Q比较勇，且对麻药会敏感，所以全程"裸药上阵"。做脖子、颧骨、嘴巴附近感觉比较强烈，像补牙时那酸麻的感觉。HIFU机有不同深度的治疗——1.5 mm、3 mm、4.5 mm，所以能在不同层面做不同的"收皮"和拉提。

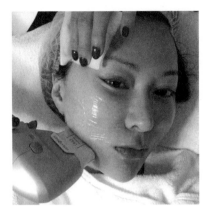

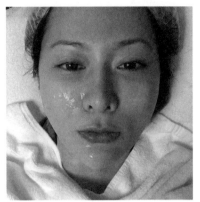

做完 HIFU 后，面颊的松弛情况明显得到改善。这个更明显，立马变成 V 面。

两边下巴位置线条变得鲜明，效果令人满意。

疗程完毕的首周，Q 脸水肿得蛮厉害，加上适逢经前水肿期，视觉上像肥了三公斤。第二周开始便回复正常，而下巴的部位开始有种涂了蛋清紧绷的 feel。

无刀超声波拉皮和传统拉皮的区别

说到拉皮，大家之前可能听过电波拉皮（Thermage，也称热玛吉），电波拉皮是利用电磁波产生热能，刺激皮下 5mm 至 7 mm 的胶原蛋白收缩增生，达到提升的效果，而超声波拉皮则是将超声波聚焦在浅层肌腱膜（SMAS）上，达到 70 摄氏度以上，让这膜收缩而达到筋膜悬吊拉提的效果。（P.S. 传统拉皮手术中，医生也会处理这块膜。）

大家一定会问："那么，传统拉

传统的拉皮手术风险高，副作用大，效果明显，也很不自然，而且也只能维持三年左右。

皮会不会效果较明显？"

亲爱的，如非必要，真的别去动刀。传统的拉皮手术风险高，副作用大，效果明显，也很不自然，而且也只能维持三年左右。加上医生人为错误也经常发生，所以俺不建议电波拉皮。Q 已做过 4 次，老实说，只有 3 个月是"蜜月期"，而价格也不便宜。

现在"收皮"不再是骂人的言语，而是反地心吸力的指定术语。

聚焦超声波紧肤 ★

无止境是一种很有弹性的心境，它可以很消极，也可以很积极，全凭心态。你可以用乐观的阿Q精神无止境地等待一个人，也可以用悲情终止一个你不愿投资的等待。快乐是无止境的，抱着这种信念生活，现实便会多一分甜蜜。追求也可以是无止境的，人总在追求健康、美丽、财富、名利等，一旦追求便不想停下来。地心引力跟生理时钟就像扒手一样，不知不觉地偷走皮肤的弹性和骨胶原，看见自己的肉开始下垂，便止不住地想念做医美。

手术拉皮是迫不得已才会做的事，刀一下，皮一开，肉一缝，便是无法回头的不归路。

手术拉皮是迫不得已才会做的事，刀一下，皮一开，肉一缝，便是无法回头的不归路。像我这个70后，尚有缘分见识新科技的爱美中女算蛮幸运的，老一辈的爱美族不像现在的我们，有这么多的选择。

Q曾跑去试了超声波提拉（Ultherapy）。对无刀拉皮的热情，从几年前至现在，从未降温，只有加温。以前试的无刀拉皮不外是Thermage（热玛吉），跟聚左旋乳酸（Sculptra）。Thermage是利用无线电频率为骨胶原加热，刺激胶原蛋白增生，达到拉提效果，效果绝对是有的，要不然Q不会热情不减。不过维持的时间并无法坚持到一年，我个人的"有效蜜月期"是3至6个月，之后便又会打回原形。

注射乳酸拉皮用在我脸上的效果并不好，我看不到拉提，只看到肿肿的效果，有一阵子脸部更是肥肿难分，不过对于夫妻宫和法令纹凹陷，注射乳酸是不错的，如果医生技术好，运气也好的话。

Ultherapy 治疗的深度比 Thermage 深（Thermage 的治疗深度约 1 mm），它的探头将聚焦超声波的能量送达皮下组织 3 mm 真皮层底部及 4.5 mm 肌腱膜（SMAS）。肌腱膜指肌肉层上一层有韧性的筋膜，传统的拉皮手术是要动刀处理这片可轻微拉提肌肉的筋膜。所以，不用动刀便可浅尝以前需动刀才有的拉提效果，真的令"肉松族"兴奋。

做 Ultherapy 前一周，Q 停止使用任何果酸、A 酸的产品。疗程当天，我吃了镇静剂，敷了 20 分钟的"麻药面膜"便躺下做了这个听说能维持两年成效的疗程。过程的疼痛程度因人而异，我是打针不必涂麻药的那种勇女，老实说，靠近额头的部位还蛮有感觉的，怕痛的朋友应该会觉得蛮难受的。

疗程当天脸有点肿，下颚轮廓部位的骨头也有些酸酸麻麻的感觉，唯一令我担心的是，疗程后 1 个月每次摸头皮都有被电到的感觉。刚开始还真的有些担心，1 个月后，这感觉才慢慢消失。

做完 Ultherapy 后的第二个月还看不到什么效果，然而两个月后，我觉得嘴边肉有变紧实，回诊拍照也发现脸部线条比以前顺滑。

做完 Ultherapy 后的第二个月还看不到什么效果，然而两个月后，我觉得嘴边肉有变紧实，回诊拍照也发现脸部线条比以前顺滑。虽说肉松脸没有变肉蛋脸，但是有进步便代表有希望。

　　求美的期待值不能无止境，否则求美的过程永远不会开心。

立体电波细致毛孔 ★

　　我很在意自己脸部的线条，女人到中年，不再在意男人的谎言，反而比较在意下垂的脸颊。有人说男人是视觉动物，女人何尝不是。女人是超级视觉的，对自己的瑕疵包容度低，对别人的美丽嫉妒力高，对漂亮的物质占有欲强……容貌多少会影响女人的心情，看到嘴边肉开始松弛，拍照的欲望也会比以前淡漠。

　　Q 不想动刀拉皮，总觉得开刀拉皮比婚姻更需谨慎，真的糟糕到必须动刀才动身吧，否则会一直跟电波、微整做朋友。Q 曾做过 Scarlet（Scarlet RF 立体电波拉皮，也称微针电波拉皮）疗程，这疗程其实也不是很新的东西，韩国和中国台湾地区的医美界也用了好一阵子。

　　Scarlet 是来自韩国的技术，它结合电波拉皮（Thermage，也称热玛吉）及飞梭激光（CO_2 Laser，也称点阵激光）的优点，用细如发丝的 0.3 mm 微针（micro-needle），将分段式电波（Fractional RF）直接导入皮肤中，形成由表皮层到真皮层的"立体电波"。插入皮肤的微针电极会加热到 55 度至 60 度，在真皮层里面刺激胶原蛋白（Collagen）及弹性纤维蛋白（Elastic Fiber）增生。

　　Scarlet 跟 Thermage 不同的地方是治疗的深度，Thermage 主要针对比较深的真皮层，治疗度较深，而它的高温也能溶解脸部脂肪，对于脸部有 baby fat 的你，这是附加的瘦脸礼物，对于脸凹的朋友便是要避免的副作用。

Scarlet 基本上就是将微针和电波 RF 合二为一，电波能量透过针头在皮下散发，在不影响表皮的情况下刺激浅层皮下增生骨胶原。大部分人第一次做 Scarlet，成效并不明显，以 Q 的经验，第二次疗程后才有肉眼看得到的成效，做了三次后，鼻翼两旁的毛孔更加细致，整体肤质变得比之前水嫩，绝对是值得投资在脸上的保养！

有针必有痛楚，所以疗程前半小时必须先厚敷麻药，铺上保鲜膜"腌"到神经昏迷，美容师会从颈部开始，探头慢慢插入皮肤，入针时会有刺痛感，入针后发射 RF 时则零痛感，尤其是脖子、下巴、腮颊这些部位，感觉较强烈，治疗脸部时反而较舒服。

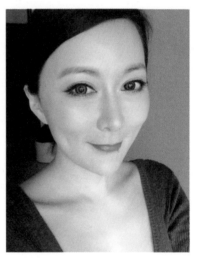

打完整脸，毛孔会稍微放大，这是正常的，别担心。皮肤在治疗 3 小时后会完全退红，速度因人而异。首次做 Scarlet 会出现小血点，这是正常现象，血点会在 7 天后完全消失。吃中药和维生素 E 的人，血点会比其他人多。

1 个月后。大家看吧，Q 的毛孔近看还是蛮大的。

第二次做 Scarlet 是首次治疗的一个月后的事，小血点比上次少很多耶！而且皮肤泛红也不是很厉害。做完第二次后两周，觉得嘴角附近的肤色比较均匀，RF 和微针已发挥功效。

做了 3 次 Scarlet 后，Q 鼻翼两旁的毛孔有变小，虽然贴着脸还是会看到毛孔（零毛孔只会出现在芭比娃娃身上），然而肤质绝对有看得见的效果！

一般来说，做 2 至 4 次便会看到效果，当然啦，疗效因人而异。我已经深深地爱上这个疗程！想升级肤质，可以试试！

Scarlet 立体电波疗程注意事项：

（1）疗程前去角质、酸类换肤产品建议暂停两周；

（2）疗程期间，依据个人状况可能会有点状出血的情况；

（3）麻药可上至耳后、眉骨、发际；

（4）可搭配生长因子疗程；

（5）疗程后 3 小时内不要碰水；

（6）可敷面膜，但不要冰敷；

埋线回春 ★

多年前韩国流行黄金埋线回春法，医生会用 9.99 纯金细如发的金线埋在有斑点松弛的皮肤里。被埋的黄金线不会被人体代谢溶解，据说（没有科学证据），黄金线会令皮肤产生大量的胶原蛋白，毛细血管，从而令肌肤回春。据说（又是没有科学证据），黄金线具杀菌效果，增加肌肤密度，加速皮肤老废物代谢，令肌肤呈现光泽。韩国的医生说黄金埋线能维持 8 至 15 年，如果效果减退，加埋黄金线便可。好了，Q 报告完毕。

朋友告诉我，有一次她脸上长了颗痘子，久久不愈，等到她忍不住去挤它，才惊觉原来是黄金线线头破皮而出，造成发炎。

我对黄金埋线回春是存疑的。任何外来物都会刺激皮肤长胶原蛋白来保护身体。台湾某朋友几年前已跑去做黄金埋线，我不觉得她的皮肤紧致，只觉得她的脸有点膨胀。

老实说，皮下埋那么多拿不出来，又不溶解的线是令人担忧的。他日想做某些疗程如电波拉皮（Thermage，也称热玛吉），岂不是无望了？万一以后有更好的埋线拉提材料，那如何是好？因此，我反对黄金埋线。

除了黄金埋线拉皮，羽毛线拉皮术也是许多韩国医生会采用的埋线美容方法。羽毛线拉皮是使用不能吸收的尼龙等材质，通过它的倒钩打造皮肤紧致和拉提效果。几年前有位朋友跑去试羽毛线拉皮，她才三十多岁，术后看她的脸的确有变小，但是笑的时候有被拉扯的感觉，很不自然，后来情况是有改变，但效果也在两年内消失。

近来韩国又有新式的美容埋线，叫逆时线拉皮（Ultra V），这次用的是可以吸收的 POD 缝线埋入真皮层。医生试图利用异物反应，刺激皮肤增生胶原蛋白而达到回春的效果，它的原理其实和羽毛埋线及黄金埋线差不多，只是用料不同。部分情况下，逆时线大概在半年内被人体吸收，效果据说（再次没有科学证据）能维持一年。有些医生为了增强效果，还会叫你一并做电波拉皮和 Sculptra（舒颜萃，也称液态拉皮）。

我终于埋了线

5 年前，朋友跑去埋黄金线，看了她的效果，老实说，真的不怎么样。"提升"看不到，我看到的是"肿"。6 个月后，Q 重遇这位朋友，她跟我说后悔了黄金线。她说埋黄金线不久后，脸上长了一颗貌似暗疮的痘，发炎好久都不退红，抹了药膏也不消炎，后来她忍不住去挤"它"。一挤！天呀！居然跑出一条黄金线。原来黄金线的线头刺激皮肤，令皮肤发炎！之后她便飞奔至医生处把多余的黄金线剪掉。然而，发炎良久的"疮"成了一点很深的色素印。朋友又花了笔钱用激光打掉疤痕。

后来，又有朋友跑去埋有小钩钩的手术线拉提脸部，我跃跃欲试，却又欲试还止。这种带钩钩的手术线是不可溶解的。Q 算算手指脚趾，42 岁往后还有很多"维修"时间。俺脸上已有那么多"陈年"、"新鲜"的透明质酸（也称玻尿酸），再埋一堆不能溶又不易取出的线，万一效果不满意怎么办？于是，我又将埋线拉提这事抛之脑后。

"Q 你看！我有什么不一样了？"前阵子，友人 Sue 跟 Q 说。
"好像瘦了一些哦！"我说。

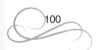

100

"我去埋了线，效果不错吧？"

"不怕愈埋愈多吗？"我问。

"我埋的线会随时间溶解，那个 XXX 都是埋这种的。"

XXX 是著名的熟女艺人，四十多快五十的美妈，拥有一副童颜。这次真的 hold 不住了，Q 在网络上做了点功课，也问了整形好友，知道这种埋线安全性很高，如果医生技术好，概念好，效果是不错的。Q 这几年都是靠 Thermage（也称电波拉皮或热玛吉）拉提松脸，做了 HIFU，效果也开始在镜子里呈现。我承认我是贪心的，一个天天在"下垂 ing"的中女如果能够用非手术、高安全的医美疗程 up up 脸皮，why not？

当然，不是所有人都适合做这种 Ultra V 埋线的。孕妇、有红斑狼疮症的朋友、体质容易有疤痕增生的朋友或正在服用薄血丸（抗凝血药物，如阿司匹林）的朋友，都不适合做 Ultra V 埋线，而有疤痕增生体质的朋友有可能在下针点长一颗颗小点肉芽。

疗程前，医生为我评估松皮的状况。Q 的重灾区在嘴边，下巴曲线和小双下巴，所以医生建议只需做下半边脸和下巴便可。麻醉药膏要敷 20 分钟，我对药膏敏感，所以跟护士说不想敷太久，Q 不怕痛，但怕敏感留色素印。接着医生便消毒 Q 的脸，看着医生把针刺进我的皮底，像熟手裁缝师傅做刺绣，不到半小时，Q 的脸已埋了 60 多条可吸收胶原蛋白（POD,Ploydioxanone）线，埋线时偶有酸痛，但又不太痛，脖子下巴处比较有感觉。

> **Ultra V 埋线的满意度最高是法令纹、苹果肌，再下来便是木偶纹、下巴曲线和下巴。**

101

埋完线后觉得脸皮有些紧，笑的时候有拉扯的感觉，也许 Q 太爱吃纳豆，纳豆有轻微薄血作用，所以脸部有些瘀青。Sue 说她埋了线后一点都不肿，并不是人人如此。Q 回家后肿得像猪头，脸部大了 1.75 倍，第一天张口吃东西也有些头疼。冰敷两天后才开始暖敷，一直到术后第 5 天才消了一半的肿，瘀青散退需时更久，约 10 天。

医生说，Ultra V 埋线的满意度最高是法令纹、苹果肌，再下来便是木偶纹、下巴曲线和下巴。身体其实也可埋线，不过效果不持久，也不明显。也许你会问，拉提的疗程有那么多种，应该选哪种？非手术的拉提可以混搭配合，先做 Thermage（也称热玛吉或电波拉皮）、HIFU（也称超声刀或聚焦超声波拉皮），然后做八点注射拉提疗程（8 Points Lift）透明质酸注射，增加皮肤饱满度，然后再配合 Ultra V 埋线。

埋线，UP UP 脸皮

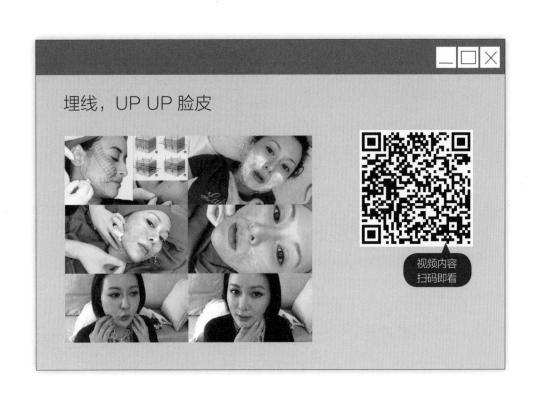

视频内容
扫码即看

八点注射拉提 ★

青春就像绝情汉，说走就走不留情。人到中年，皮肤就像漏气的轮胎，我们若想延迟衰老，便要东补西补。脸皮跟做人一样，都是复杂的，脸皮厚一点，做人也开心些。大家有没有发现，脸上的衰老除了肌质，除了皱纹（动态纹＋静态纹），凹陷、松弛也是回春过程中必须解决的。道理如同葡萄和葡萄干，当脸部的筋膜、组织老化，骨胶原、脂肪流失，脸皮失去支撑点，便会下塌，看起来显得衰老。

在皮下某些点注射大分子的透明质酸，这些被注射在皮底深层的填充物会撑起松弛的脸皮，就像帐篷的支架。

脸皮下垂太严重，有些医生也许会建议手术性的拉皮。然而，我觉得在动刀前不妨先试试用注射方法改善，Q 某次补 Botox 时看见护士敏敏，我说不出她哪里不一样，只觉得她年轻了许多，精神饱满。一问之下，才知道她刚试了八点注射拉提。

八点注射拉提的原理是在皮下某些点注射大分子透明质酸（也称玻尿酸），被注射在皮底深层的填充物会撑起松弛的脸皮，像帐篷的支架。其实现在有些医生也会在头皮（头顶两侧）注射 3—4ml 的透明质酸，当头皮饱满，脸皮也会因而被拉向头顶而达到轻微提拉的效果。Q 没试过，也不敢乱试，头皮细菌那么多，神经血管也不少，除非是找整外医生，要不俺还真的不敢冒险。对于厂商和"向钱看"的美容集团而言，它们当然希望你一次使用多支针剂。然而，我觉得一次性大胆的注射是不理智的。

好，话说回来，敏敏全面打了 4 支（4ml 大分子和小分子透明质酸）。小分子的透明质酸主要针对动态细纹，大分子则是把脸皮撑起来，她的效果真的不错。当然，不是每张松脸都需要打八点注射，疗程是活的，因人而异，"微松族"也许打个四点就 OK。对于下半部脸下垂松弛的朋友，可以考虑这个疗程，不过一定要找正规的医生治疗，别轻信广告，别贪便宜，别道听途说。注射透明质酸虽然安全性高，但遇医不淑或求美过贪，拉提不成变成"面包超人"，是件伤财又伤心的事。

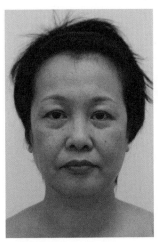 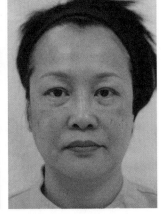

Before　　　　　　　　　　After

某一位求美者做八点注射拉提后的对比照，效果还是蛮明显的。

{ 下巴 }

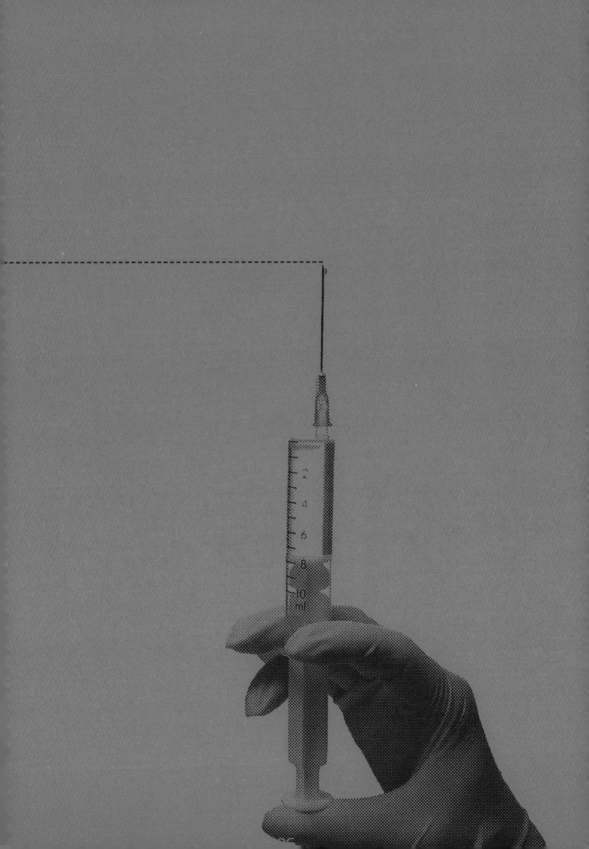

消脂针消灭双下巴 ★

年轻时，爱情是女人的必需品；中年后，爱情便是情绪保养品。年轻时，脂肪是青春不怕的消耗品；中年后，脂肪便成了衰老的纪念品。一轮双下巴，已陪了我三年以上。

"妮妮（Q的小名），你竟然有双下巴了！"3年前的某一天，姐妹娜娜在我右耳惊呼。

那时的双下巴，只是低头才会走光的那种。由于身上有许多更值得我担心的"脂肪团"，所以当时没有太着急。双下巴就像一段有问题的恋情，你不去理它，不认真处理，它是不会自己销声匿迹的。之后，想过用抽脂手术把它搞定。只是，一想到下巴下方有个疤（吞口水）……虽说俺不是"抽脂处女"，但之前身体抽脂遗留的疤痕令我有些许害怕。两个月前去了台北，听朋友提起消脂针。

"Q，有几个朋友试过用消脂针（也称溶脂针）打双下巴和嘴边下垂的'哈巴狗脂肪'，效果很不错呢！"

6年前早已试过在肚子、大腿、屁股打消脂针，对大范围的脂肪，并没有什么效果……

消脂针是从大豆卵磷脂提炼出来的，注射在皮下组织，能增加细胞膜对胰岛素的敏感度，加速脂肪溶解。

"没用的啦！又不是没试过。"我懒懒地回答朋友。

"打身体的确没啥看头，不过对于脸部和小范围的脂肪，消脂针真的不错。"女友铁定地推销。

"好吧！试试看吧。"

消脂针是从大豆卵磷脂提炼出来的，注射在皮下组织，能增加细胞膜对胰岛素的敏感度，加速脂肪溶解。另外，消脂针也会令脂肪细胞发炎、膨胀、"掉"，脂肪细胞膜坏掉便等同死亡。接下来，白细胞便会把阵亡的脂肪细胞吞噬掉。注射时，有轻微疼痛，1小时后，我的脸开始肿胀，像青蛙的气囊，也像海狮。回港过关时甚至要解释一番。

双下巴消脂的复原期不短，需要1个月才会完全消肿，两个月后才会看到成效。注射后要勤按摩、多热敷，才会加速去瘀消肿。

我发现，用强劲的震动按摩器按摩还真的不错。不过，回想那段"青蛙岁月"，还真的有些掉下巴。

尖下巴养成记 ★

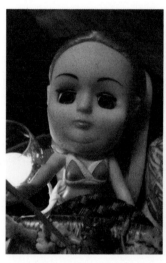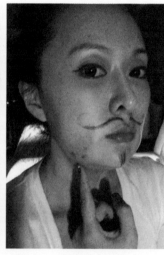

条条大路通罗马。要尖下巴，不一定要削骨、塞硅胶才可拥有。Q 的下巴没动过刀，年轻时还是"整形处女"时已经有人质疑我的双下巴有垫过。30 岁戴牙套，下半脸小了半号，打了肉毒杆菌，国字脸变小 V 脸……

再加上平日按摩，又做了电波拉皮（Thermage，也称热玛吉），打了聚左旋乳酸针（也称童颜针或液态拉皮），下巴也曾注射过两次透明质酸（也称玻尿酸），所以下巴尖得更明显，脸形也变了许多。

其实 Q 的下巴是不需打太多透明质酸的。因贪心，所以有一段时期，一笑下巴就出现一坨东西，很假。幸好透明质酸已吸收掉了，以后也不会有再打的念头。有双下巴的朋友，如果把双下巴解决掉，下巴也会看起来更明显。

曾经试过打肉毒来放松下巴肌肉，医生说可以让下巴放松，脸形变尖。试过两次，有一次失败，药水渗到其他地方，有好几个月笑的时候，嘴巴歪掉，之后不敢再打。

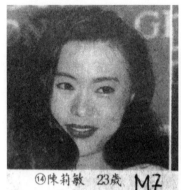 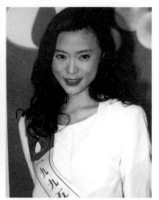

1995 年选香港小姐，我觉得自己不算美女，只能说漂亮。当时参选是抱着虚荣、好奇、勇气和对内在美的自信冲到舞台上的。

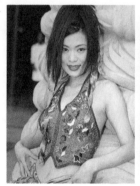 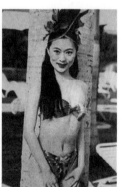

23 岁参选港姐的 Q，当时仍是"整形处女"。

　　怎样的下巴才算完美？什么黄金比例都是理论而已。要看自己本身的条件和脸形。选择治疗的方法也要看个人的需求，下巴后缩的朋友光用硅胶是无法获得漂亮的下巴的，用填充效果会更好。

{ 牙齿 }

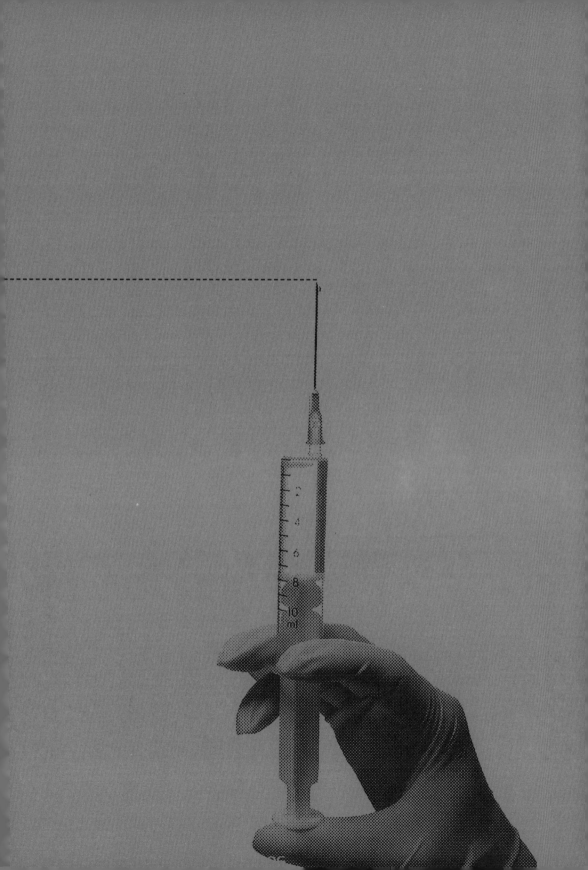

"隐适美" 不适但会美 ★

减肥的方法有很多种，多动少吃是永远的王道。而控制食欲对一个吃货来说是痛苦且不人道的。前阵子开始戴"隐适美"（Invisalign）隐形牙套，我突然觉得食欲像被戴上"金刚箍"。

刚戴时一点都不舒适，由于透明牙箍的边口并不是完全平滑的，所以说话时上内嘴皮会跟牙套产生摩擦，而说话时也因而有些口齿不清，像含着颗棒棒糖说话般，舌头不知如何自处。比起 10 年前做"钢牙女"那段日子，隐形牙套的美观性的确比传统的牙箍优胜，然而进食的不方便却是令人不舒适。

护士说一天要戴 22 个小时……22 小时！一天才 24 小时，只能用两个小时吃三餐、刷牙……

护士说一天要戴 22 个小时……22 小时！一天才 24 小时，只能用两个小时吃三餐、刷牙……而且喝咖啡、奶茶、葡萄汁、红酒、胡萝卜汁后又要立马除套漱口再戴上……这意味着，除了正餐外，要跟零嘴绝交。为了怕麻烦，每次嘴巴痒想吃零食时，Q 便会满脸怒气，垂眉嘟嘴狂喝水。

戴第一套隐形牙套，Q 花了一个多月时

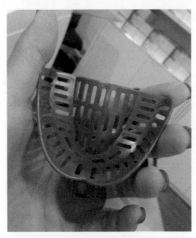

隐适美虽然不太舒适，但的确很美。

114

间完成，正常是两个礼拜换一个牙套的。没法子，出席活动总得说话，我实在没办法戴着它清晰地咬字发音，于是便拖延了治疗。戴第二套时，Q 又得跑去医生处在牙齿上加上牙套纽，能令牙套更稳固地抓住牙齿，以达到矫正的疗效。

在牙齿上加这些附加产品的过程也不舒适，除了牙齿敏感外，过程中觉得整排牙快要被扯掉的感觉……加上这些后，戴、除的动作又变得更加不方便。

由于牙套的凝胶有一定的厚度，所以每次除套就像大叔用手指剔牙般不雅，嘴张眼凸舌头歪，样子请自行脑补。也因为如此，Q 在戴的期间（一个月又一周）瘦了 1.5 公斤！这就叫一举两得，虽然不习惯，虽然不方便，但是在矫牙的同时裤子变松，这个小痛苦是绝对值得的！ No pain no gain！为了变美变瘦，老娘我会努力坚持的！

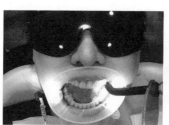
计算机分析牙齿排列，精准！

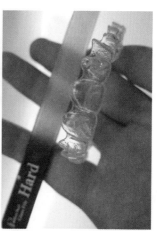
Q 用水晶甲锉把牙套边磨得更平滑，feeling much better！

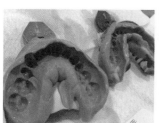
在牙齿上加"牙套纽"的过程并不好受，感觉牙齿快要被扯掉。

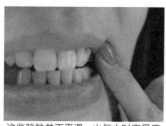
这些胶粒并不平滑，火气大时容易磨破口腔黏膜……Ouch！

{ 胸 部 }

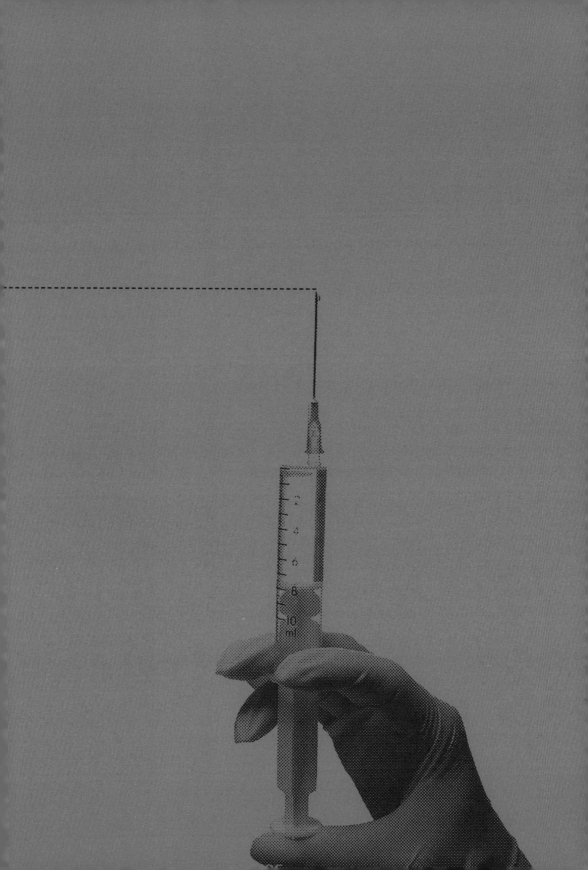

大咪不是幸福的保证书 ★

新西兰某大学做了一项实验，发现有 47% 的男性看女性第一眼会看胸部，而眼球逗留的时间也最长。33% 的男士则会先看臀部和腰部，至于先看脸部的则占约 20%。这个实验虽不能代表全世界男士的心声，但是可反映男士 DNA 潜意识仍对"生育哺乳"有一定的渴望。

男人爱大胸？非绝对，非全部。大不代表好，如果大而垂，形状不美，大反而是种累赘。巨乳只能"吸睛"一时，不能"留爱"一世。况且有脑有身材有外貌的女生也未必能寻得真爱，所以啰，太平族不必因为男友的喜好而跑去隆胸，拥有大咪并不能因身材骄人而拯救松懈的情感。

曾经听过一位女生因为老公外遇，便试图用"隆胸计"来挽回婚姻。我觉得这样做挺傻的，婚姻有问题绝对不能靠两个盐水袋或硅胶解决。婚姻有变，两方都有变质责任，就算改变容貌，如果"爱情病因"没有得到治疗，任何为对方的整形，到最后只会变成"伤心的纪念品"。

自体脂肪丰胸 ★

镜子是女人最守口如瓶、最亲密，也是最残忍的闺蜜。每天早上，在镜前，女人看见自己的毛孔，女人用亲吻的距离检视脸上的细纹，女人在镜子里看见自己的裸体。镜子毫无保留地告诉女人："你的臀线下垂了，你有橘皮纹了，你的肉松了……"镜子的直接无人能比，而有自知之明比问闺

朋友跑去做抽脂，顺便做了自体脂肪丰胸，把脂肪注射到胸部，主要是抽腰背和后副乳，抽出的脂肪为她增大了几个罩杯。

蜜、男友、老公更实际。从小到大我都拥有一对肥臀，肥臀在年轻时会被当作"好生养"的象征，中年后的肥臀便会被归类为"像猪养"。你若问我最不满意的身体部位，我会闪速回答："大屁股。"

以前不懂事，以为用抽脂抽掉减不掉的"肥油"便 OK。其实抽脂是件非常考验医生技术经验和美感的事。之前抽脂效果其实并不理想，尤其是大腿后侧，在灯光或日光底下，它们是凹凸不平的。除了在家里，我是不会穿短裤或短裙的。是的，虽然抽脂令我的腿变细了，但却换来了这几年的双腿不露。有抽脂经验的朋友也许会有同样经历——没抽过的地方比以前更容易发胖。没抽过的屁股在这两年内臀围激增，加上经常坐在计算机前剪片、写稿，背面的裸体常令我在浴室崩溃。为什么以前不去抽肥臀？因为对医生没有十足的信心，抽太多会变扁臀，抽得形状不好会更糟糕，抽太少会白做手术，并且多了几个疤。做运动试过了，天天提臀缩肛，我臀肌之发达可以轻松地跟着音乐节拍震动。不知为何，臀部脂

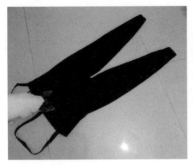

术前需量身订购塑身衣，术后起码要穿一个
月，布料蛮透风但穿时很费劲。

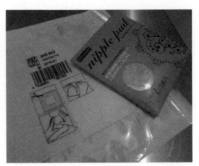

Q 买了好多包乳贴和人工皮，不过对这款乳贴
有敏感反应。不出门时基本什么也不贴。

肪顽强如小强。

　　前阵子，朋友跑去做抽脂，顺便做了自体脂肪丰胸，把脂肪注射到胸部，主
要是抽腰背和后副乳，抽出的脂肪为她增大了几个罩杯，效果非常好！一直以
来，我对自体脂肪丰胸抱观望的态度，原因是它有一定的并发症，如发炎、感染、
脂肪液化、钙化、坏死等问题。但看到她的 new body，我的"整心大起"——
既然老娘臀部的脂肪那么强壮，那么何不干脆将之移师胸部呢。

　　于是我开始做功课，搜集自体脂肪移植丰胸的资料。胸部从来没让我操心过，
它们虽然不大，但形状是不错的，曾有整形医生跟 Q 说："以没动过刀的乳房而言，
你的乳房算很漂亮的了！"心里当然暗爽了一下，但我知道如果能更丰满一些便
可以豪气地将胸罩里的垫子丢掉。

　　这次把臀部搬到胸部，Vaser 抽臀是主术（主要的部分），丰胸是附加的，
两种治疗同时进行必须找个有经验有技术的医生，于是我决定飞到台北去治疗。
为我治疗的医生在 Vaser 抽脂界是出了名的，Q 曾经看过一张惊人照，照中的
男人原本是啤酒肚，经过张医生为他"脂雕"后竟变成"六块腹肌男"！由于我
人在香港，所以，术前通过电邮把照片传给医生作评估。医生对我这案子也挺有

信心的，还提供许多自体脂肪丰胸的数据给 Q。

其实自体脂肪移植应用在整形外科已有超过一百年的历史，最初最常见的都应用在脸部，如凹眼窝、凹脸颊、凹陷疤痕等。1987 年，美国医生 Bircoll 和 Johnson 发表了"用抽取并经节选的脂肪粒注射进胸部"的演讲引起很大反响，因而公之于世。在日本、韩国以及台湾地区的整形界也很流行自体脂肪丰胸。

脂肪移植"取货"的部位最好抽取自平常很难减的部位。这些脂肪是有记忆的。比较不容易瘦回去，将来变胖时，胸部也会同步变大。

比起透明质酸（也称玻尿酸）注射丰胸，自体脂肪当然便宜，但是它有一些治疗的限制。譬如注射部位血液循环必须良好，否则会影响脂肪细胞存活率。有别于一般的开刀植入假体隆胸，如盐水袋、硅胶袋，用自家的脂肪丰隆不会有明显的疤痕，而且触感自然、柔软，不会影响乳头的敏感性而减少闺房中的愉悦，但是部分脂肪细胞会因为缺血而萎缩，而早期的医生如果将脂肪注射到乳腺内，乳腺内的脂肪经过钙化会形成肿块，影响将来辨别乳癌。

抽出来的"西瓜汁"中含有血和生理盐水，后期有经验的医生会将其进行离心纯化，注射在乳腺外围和胸大肌上下，每次每边注射量也不能过多，每边约 150ml。每次单点注射量不能多于 0.5ml，以免脂肪因血液供应不足而死亡，钙化的情况也会大大

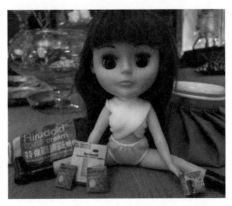

为了加速去瘀，热敷和用喜疗妥按摩是天天要做的保养。

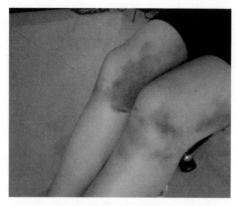
术后一周，屁股的瘀血会沉到大腿和膝盖。

降低，但仍有可能发生。

自体脂肪丰胸只适合乳房上半部萎缩以及发育不良的女士，如果想从"切菜板"变成"大肉包"的话，自体脂肪移植的效果不好，而且必须分多次手术，而每次手术又至少相隔3至6个月才可以。而且，想做自体脂肪丰胸的朋友一定要有"自家货源"，太瘦的朋友若想用自体脂肪丰胸是没办法的，只能打透明质酸或植入假体如盐水袋、硅胶袋。脂肪移植"取货"的部位最好是平常肥胖、减肥很难减的部位，如大腿、腰、腹、臀部先进行抽脂。因为这些脂肪是有记忆的，比较不容易瘦回去，将来变胖时，胸部也会同步变大。这点很令人兴奋！医生通常会在肥胖部位"取货"。

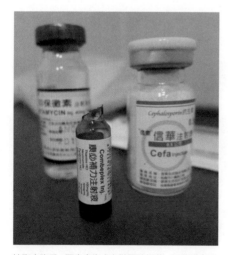
抽脂丰胸后，医生会为术者做预防投药、打消炎点滴。

有别于一般开刀植入假体隆胸，自体脂肪丰胸不会有明显疤痕，而且手感自然柔软，不会有包膜收缩衍生的问题，如高低胸、乳房变形等。

术后医生会立马按摩塑形，再用胶带固定胸形。抽脂和自体脂肪丰胸的伤口只有 2 mm 宽，如果小心照顾伤口，拆线后几乎无疤。手术完毕不要急于减肥，存活在胸部的脂肪会更持久。要注意，太瘦的、家族有乳癌病史的、

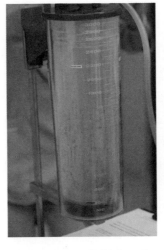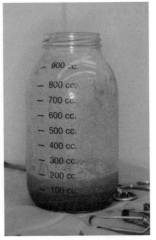

有心血管病或糖尿病不易凝血的人，不能做此手术。

Q 在手术前跑去做了详细体检，胸部一切正常，检查的片子留作未来不时之需，也拿了个安心。走进手术室，护士为我全身喷上消毒药水，打了支能减少口水分泌的针，并且拿掉隐形眼镜。睡眠麻醉了两个多小时，医生用 Vaser 为我修了臀部多余的脂肪及大腿内侧和之前抽脂不平滑的大腿后侧。

醒来时我是迷糊的，只觉胸部胀胀的，屁股和大腿也有些紧绷。护士已为我清洁身上的记号，并且穿上塑身衣，很神奇！那塑身衣很紧的，要塞进去绝对费劲。回到酒店后，稍一回神，照下镜子发现胸部大了 1.5 个罩杯，下身嘛，由于穿了塑身裤，加上术后瘀青水肿，所以看不出跟之前有什么不同。

第二天、第三天，我都有回诊，并且打消炎点滴，清洁伤口。胸部的伤口很小，只有 8 个针孔，贴了 3 天的人工皮已基本没问题，瘀青也不太严重，只是对一个爱趴着睡的人来说，不能趴着睡是个小痛苦。除了不能趴、不能揉外，术后 1 个月也不能戴胸罩，只能贴乳贴，以防压迫胸部，影响胸部血液循环、胸形和脂肪细胞存活率。至于我的臀部嘛，有 3 个伤口，伤口只有 10 至 15mm 宽，不

算很大，只是有点色素沉淀，以后可以用激光把色素痕打掉。

痛吗？术时晕睡不觉痛，事后麻药未退也还好，首度觉得痛是在术后第3天，下体肿得快爆炸，坐立不安。最痛的是术后第7天按摩时，简直像被坦克压过一样，妈妈咪呀！每次洗澡完要穿塑身衣也是件痛苦的事，感觉像把大萝卜硬塞到气球内，当然上厕所也不方便……

是的，抽脂是条不归路，老娘的路已走一半了。我仍会照做运动，饮食也不会堕落。虽说此刻胸部丰满，臀部变小没人称赞，但是我在镜子前不再叹气摇头，有些事是回不去了，我也不想回到以前，就如同逝去的感情，我从不回头，也不后悔。

后记

抽臀脂丰胸1个月后，胸部手感比之前更柔软，Size比刚治疗完时小了15%，屁股小了一号。由于对乳贴过敏，所以色素沉淀令乳晕变大了。所以说冬天是抽脂丰胸好季节，不怕闷热免乳贴。记得抽脂丰胸有一定的风险，大家要考虑清楚，择良医而行！

乳房的秘密

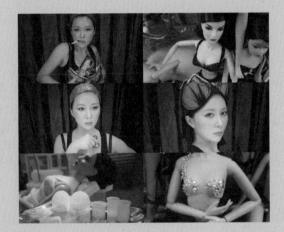

视频内容
扫码即看

隆胸须知

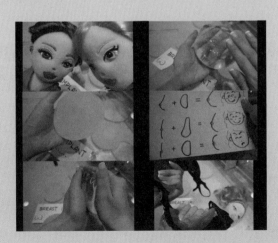

视频内容
扫码即看

抽脂丰胸的后续保养 ★

抽脂除了是条不归路外，也是一条"龟速路"。龟速路意指术后修复的时间可长达 6 个月以上，尤其当年纪愈来愈大，修复的速度会比年轻时更缓慢。许多朋友电邮给 Q，询问抽脂丰胸的问题。

抽脂丰胸效果好吗？抽脂的效果好坏主要是看治疗部位是否平滑、抽脂的疤痕是否明显。大部分抽脂失败的原因不是抽得不够，而是抽得不平顺。有些朋友很幸运地顺利抽走运动减不掉的脂肪，但是手术留下的疤痕却有碍视觉，所以抽脂丰胸的效果应该分开来看。

抽脂丰胸后首 3 个月是脂肪存活的关键期，这段时间不宜节食减肥，可以做适当运动，但不宜过量。

脂肪丰胸的效果主要决定于：

（1）脂肪的质量；
（2）术后保养；
（3）医生注射的技术。
"处女抽"（未抽过的部位）抽出来的脂肪存活率会比"二度抽脂"抽出来的高。二度抽脂的脂肪质量不是最好的，所以用二度抽脂

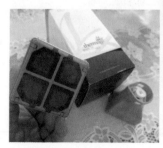
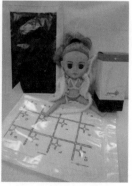

抽出来的脂肪来丰胸，效果会很快不见。

抽脂丰胸后首 3 个月是脂肪存活的关键期，这段时间不宜节食减肥，可以做适当运动，但不宜过量。为了让注射进去的脂肪得到充足的营养，术后 3 个月最好不要穿戴胸罩，也千万别趴着睡，确保血液循环良好，这样胸部才不会白挨针，浪费"货源"。

按摩对于抽脂修复非常重要，除了消瘀之外，按摩能软化皮下的疤痕组织，令术后效果更平顺。

当然，医生的技术也很重要，注射点的分量不宜多，应采取"多点少量"的注射方法，这样也能大大减少钙化的情况发生。抽脂后，去瘀是大家会面对的问题，去瘀膏按摩加热敷是去瘀的王道，拆线后一周便可泡浴，以增加血液循环。

按摩油我喜欢摩洛哥坚果油和橄榄油，天然又滋润，如果有熟悉的按摩师更好，因为有些部位靠自己"自摸"效果是有限的。按摩对于抽脂修复非常重要，除了消瘀之外，按摩能软化皮下的疤痕组织，令术后效果更平顺，当然，因手术失败而造成的凹凸不平是无法用按摩补救的。

疤痕方面，预防胜于治疗，手术拆线后，最好天天粘 3M 的 Steri-Strip，这种医用免缝胶带是种低致敏的术后胶带，它的延

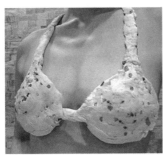
Before
术前的"Q 咪"，上半球不是很丰满。

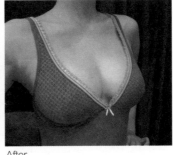
After
术后的真空"咪咪"（只有粘乳贴），形状自然，仍有些肿胀。

127

展性很低，能够牢牢固定抽脂伤口，令伤口愈合得更好。人工皮也是个好东西，除了可以保护伤口，也能防止凸起的疤痕增生。不过如果伤口正在发炎便不适合使用人工皮了。

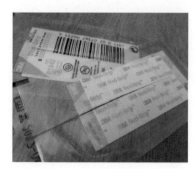

紫外线是抽脂术后的敌人，它会令抽脂色素印更深，令肿胀恶化。所以别急着在抽脂后飞奔到海边或泳池炫耀，要炫耀便入夜后吧！至于色素印，要快便打激光，但要等疤痕变咖啡色才可打，想便宜便买支去印膏。

抽脂丰胸后，乳贴是必备的出门道具，硅胶做的 mini 乳贴虽可重复使用，但穿 T-shirt 时仍会有微凸的"小山丘"，看起来像没乳头的大乳晕。纸做或丝质的乳贴效果较平伏，但可能引起皮肤过敏，小乳晕分分钟变大乳晕，而且每次撕下时都有困难，粘贴力太好了！就像脱毛般，有些疼，皮薄乳嫩的朋友要留意了。

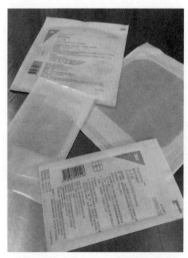

手术拆线后，最好天天粘 3M 的 Steri-Strip，令伤口愈合得更好。人工皮也是个好东西，除了可以保护伤口，也能防止凸起的疤痕增生。

紫外线是抽脂术后的敌人，它会令抽脂色素印更深，令肿胀恶化。

后记
Bye Bye 蝴蝶袖，Hello 纤细手臂

"抽脂痛吗，Queenie？"经常有"蠢蠢欲抽"或好奇的朋友问俺。基本上，抽脂前是"皮包痛"（抽脂价钱不低，台湾收费会比香港便宜，但是机票、酒店、吃吃喝喝、事后复诊保养的开销也不能轻视），抽脂时是无痛。除非医生疯了，否则手术一定是在麻醉中进行。真正的疼痛是在抽脂后 24 小时后，当麻药撤退，抽脂的肿痛便会跟阁下say hello。

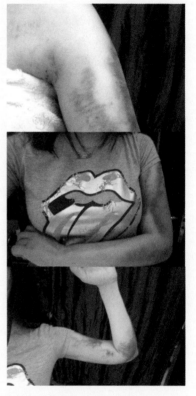

抽脂后首周是修复的黄金时期，避免伤口发炎是首要的任务，为了避免沐浴时洗澡水渗进伤口，医生吩咐我要贴防水胶布。Q 本身对胶布敏感（任何透气胶布都会，唉……不过又不能冒伤口发炎的危险不贴），所以腋下有些因为胶布过敏而产生的色素沉淀。

术后一周后我请医生为我拆线，拆线时，我的手臂和腋下瘀得挺厉害，近看像"紫色云海水墨画"，远看像"家庭暴力受害人"。拆线后为了预防令伤口变蟹足肿伤口（凸起疤痕），我乖乖地贴特别的胶布 Steri-Strip；至于瘀血，我天天涂喜疗妥加热敷；瘀血扩散之处轻按会有微痛感。为了加速血液循环，晚上睡前我会泡足浴，效果应该多少有一些吧。

第三周，抽脂部位开始有拉扯感，硬块也愈来愈明显，医生说一定要勤按摩，把硬块按到柔软为止，而且每天要做举手复健，把筋拉开。我的妈呀！抽脂后的按摩才是疼痛的高潮！

{ 手部 }

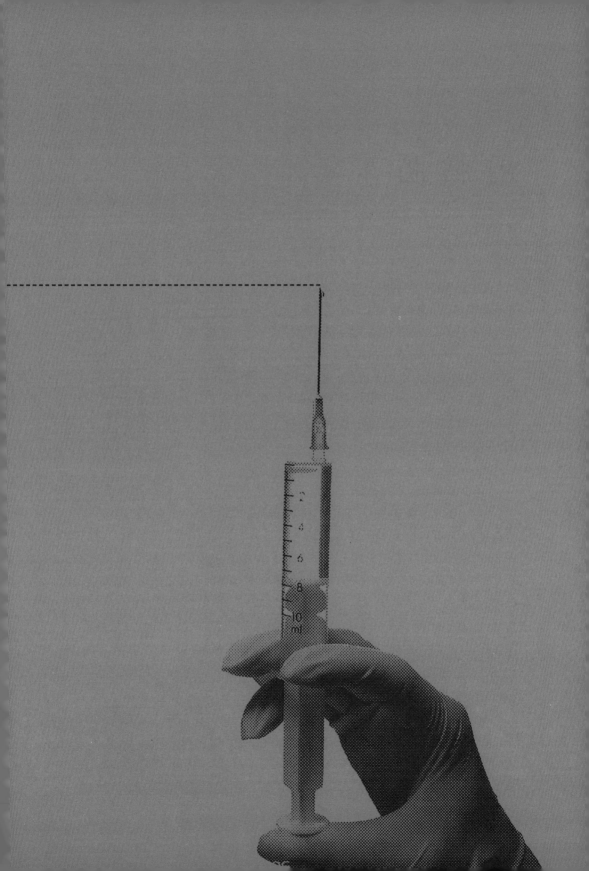

用 脂 肪 来 丰 手 ★

俺生肖属猪，但拥有一对凤爪手。职业不是农妇，不是拾荒中女，但是双手干扁犹如木乃伊。如果说性格主宰命运的话，那么职业、爱好肯定会左右双手的"命"。某次访日曾光顾日本第一寿司，85岁的寿司之神 Sukiyabashi Jiro（小野二郎）的双手常年跟醋饭鱼脂缠绵，双手比我这四十多岁的中女还要白嫩。

老化枯黄的手，可以注射脂肪或透明质酸，令手指、手背看上去饱满、有福气。

对手的保养我也不算很懒，只是本身有洁癖，一天洗手好多次，加上爱做手工、DIY、园艺、摸宠物……所以不能常抹手霜。偶尔的 DIY Hand Spa、护手霜根本起不了什么大作用，只能急救一下。

唉！40多岁的凤爪手出卖了我脸上微整回春的努力。年纪愈大，我们的手会愈来愈细小，脂肪减少，弹性降低。当脂肪层老化萎缩，手部皮肤会更枯萎、更薄，肌腱和静脉血管也会更明显。为手部整形，可以做的功夫可不少，磨皮、净肤激光（也称白瓷娃娃）、电波拉皮（Thermage，也称热玛吉）、果酸换肤、PRP（自体血清注射美容）……可以改善手部肌肤色素和手皮的质地。

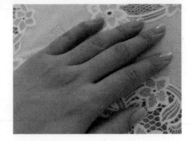

至于因老化而枯萎的手则可以注射脂肪或透明质酸（也称玻尿酸），令手指手背看起来丰满一些。注射脂肪一定要有"货源"，太瘦

的朋友无缘做脂肪丰手，而且选择脂肪丰手会获赠抽脂疤一至两颗。除非阁下早有抽脂念头，否则打透明质酸会比较方便。要留意，用脂肪丰手脂肪的存活率会让效果减少，而肿胀期也会比较长。这次Q用的是小分子透明质酸来"丰手"。

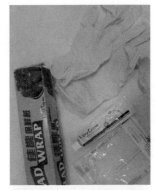

　　首先，医生为我涂上厚厚的麻药，盖上保鲜膜"腌"个 15 至 20 分钟，抹掉麻药，消毒手背后，医生便在我的手背上打一丁点麻药。针头在手背刺了个小针孔，接着医生便把钝针插进针孔中，在手背指节凹陷的地方注射透明质酸。麻药令整个看似恐怖的过程变得毫无痛楚，不到 10 分钟，原本干干的凤爪手变得像白云凤爪。虽说离"奶油贵妇手"还很远，但是的确有改善。

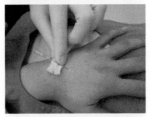

　　完事后，手背有变白，也有些瘀。至于针眼要10 天才慢慢淡化。由于手背皮比较薄，所以针眼的复原会比较慢。有需要的朋友可能要配合其他的疗程如 RF（射频美容）、Laser（激光）等来改善手部的外观。

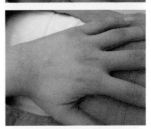

　　怕针爱天然的朋友若想改善凤爪手，一定要定期做手膜，睡觉戴手套，勤用护手霜，经常按摩手，定时去角质，要做手指健美操。出外要涂防晒，开车戴手套，选用手霜时不要挑含矿物油或太香太多化学成分的，要选渗透力好的。

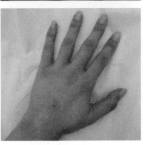

　　有人说凤爪手多苦命，我这个没男人养的中女也许是某些贵妇眼中的"命苦女"，但我倒觉得用自己双手自养的女人不算命苦。做男人的"跪妇"才命苦。

{ 腋 下 }

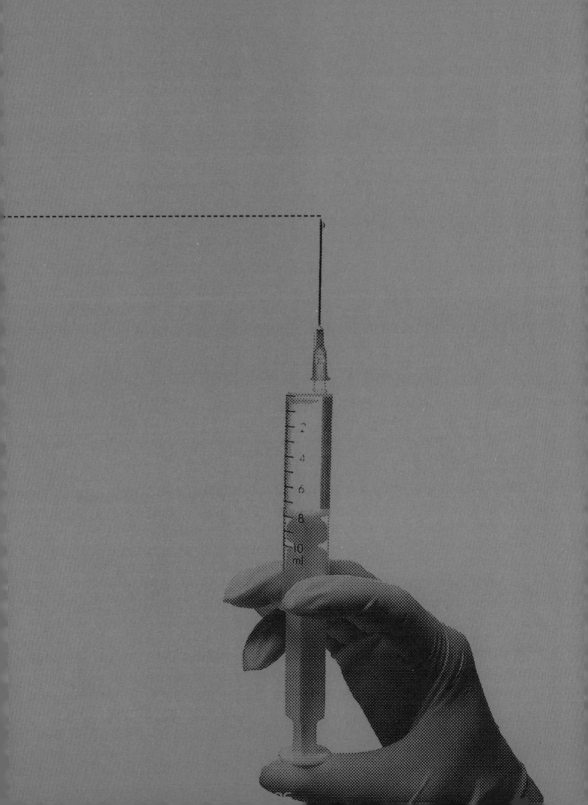

腋 下 失 禁 大 作 战 ★

曾有研究报告说使用止汗剂会增加女性患乳癌的风险。

我的灵魂是冰淇淋，受不了曝晒，讨厌夏日的热情，融化了便是连自己也受不了的黏腻。要我列出不爱夏天的理由，我可畅写 365 条。夏天易惹蚊虫，蚊子送我大腿"红豆"，夏天 UV 好恶毒，斑斑出没好麻烦，夏天出门汗如雨，腋窝失禁蛮忧虑……是的，腋窝出汗视觉上真的不好看。穿白色或黑色上衣还好，若穿灰、棕、墨绿或其他浅色系上衣，湿了的布料看起来会像失禁……

市面上有"腋窝护垫"，Q 也试过了超薄卫护垫包着腋袖处吸汗。老实说，效果普通，而且感觉不是太舒服，两边腋窝夹着"迷你尿布"，若遇上粘贴功能不够坚强的腋垫，垫子掉出来铁定很糗！

Q 的汗腺蛮发达，鼻子、上唇、前胸、大腿后侧流汗最厉害，背、腋窝、手心、脚底还好。汗水多，容易令皮肤上的细菌真菌大量繁殖，产生异味。止汗方式有许多种，我个人不喜欢用止汗剂。当中的化学剂、香料会随淋巴系统和皮肤被吸收到我们的身体。曾有研究报告说，使用止汗剂会增加女性患乳癌的机会，虽说没有 100% 的证明，但为了咪咪和身体健康，Q 从 25 岁起便跟止汗剂断交。

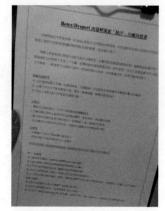

打针前，医生会叫你签同意书，确保你了解当中的风险。

有洁癖的 Q，夏日每天会至少洗 2 至 3 次澡——起床 1 次，运动后 1 次，回家 1 次，最高纪录一天洗 5 次澡。洗澡是保持肉身香香的最佳方案，但是夏天总不能守在浴室做人吧！出门时还是得出汗。出汗严重的朋友可以做汗腺手术，利用像螺丝刀的仪器，钻进皮肤下，打圈钻走汗腺。不过容易色素沉淀的朋友可能会在术后一段时间受色素印的困扰。

肉毒杆菌止汗

利用肉毒杆菌也能止汗，由于肉毒能阻隔汗腺神经传递，所以能减少汗腺分泌。Q 没试过打掌心，不过听说痛得会咆哮。

注射 3 天后便感到双腋比之前干爽多了。

为了减少腋窝黏黏的不适，Q 也找过医生去打针止汗。打肉毒在腋窝疼痛感并不大，反而最不喜欢注射前敷冰的酸麻感。我两边各打了 50 units，注射 3 天后便感到双腋比之前干爽多了。虽说还是会出一些汗，但不会有腋下失禁的"汗水渍"。我深深地厌恶夏日，我不需要夏日的阳光，老娘心里有阳光就好！

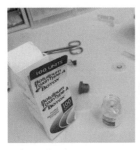
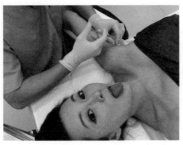
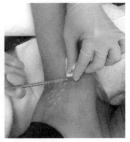

打肉毒杆菌能阻隔汗腺神经传递，减少汗腺分泌。

打肉毒在腋窝，疼痛感并不强。

两边各打了 50 units，注射 3 天后便感到双腋比之前干爽多了。

{ 身体 }

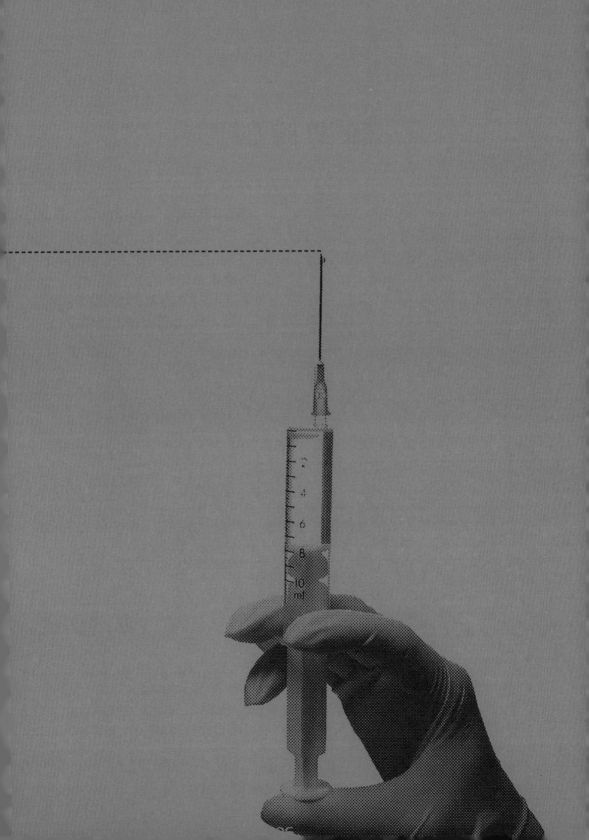

电波拉皮雕塑腹臀腿 ★

有需要整修时，微整一下是无伤大雅的。动刀拉皮对于40岁的女人来说也许有些早，但电波拉皮我是无限欢迎的。

有统计报告表示："单身的人平均比已婚的人少活7年。"在我看来，错爱更要人命，错爱会令皮质醇暴升、骨胶原流失、脑细胞死亡、内分泌失调、脂肪囤积、情绪忧郁、心理不平衡、失眠兼恐惧。错爱了又不肯放手的更严重，心房长期泡在不快乐的荷尔蒙中，极度致癌！随便找个对象或抓着不放一段已流产的关系是伤身的，我们爱过、伤过、错过、甜蜜过，也一定尝过寂寞。一个人的孤单比两个人的寂寞更易过，我试过。

我没有为爱情"结扎"，但我并不急于摆脱单身。以前害怕没人爱，以为用盲目付出、不断包容、默吞委屈，便会换得对方感动，更试过不舍弃爱，结果拖延感情，得到的是浪费彼此的光阴，收集更多比寂寞更孤单的寂寞。我是个等爱的女人，以前错爱的时候用进修麻醉自己，现在等爱的时候我用自爱经营自己，如果遇不到真爱，我相信我也能拥有另一种无伴的幸福。

我从来不会因为男朋友喜好而去整容，如果是这样的话，我十几年前就跑去隆胸了（以前男友爱巨乳）。有需要"整修"的时候，微整一下是无伤大雅的。动刀拉皮对于40岁的女人来说也许有些早，但电波拉皮（Thermage，也称热玛吉）我是无限欢迎的。

脸部的 Thermage，Q 早已试过，第一次做是 6 年前吧！那次用的是第一代 Thermage，也是唯一一次在清醒状态下做的，过程的确不大舒服。我的忍痛能力是不错的，当时为我治疗的医生为了安全至上，所以能量应该也控制得蛮保守，加上当时脸皮还算紧致，所以视觉效果不是很令我惊喜。（那么为什么还去做？我承认当时是为了尝试而尝试的。为了专栏嘛！你懂的。）

后来某次去台北暴食，试了第二代无痛 Thermage 后，尝到甜头便欲罢不能，每次效果可以维持 6 至 8 个月。

也许很闷，不过还是要在这里跟大家说说 Thermage 的原理。电波拉皮是利用无线射频的热能导入真皮层，使胶原蛋白收缩、重组，并且刺激更生，而达到紧致肌肤的效果。市面上有许多电波拉皮机，试过一些温和版本的仪器，我本人觉得 Thermage 的效果是最好的，当然疼痛感和价格也比较高。

为了让医生对准治疗部位，避免打漏任何一寸或一直重复某寸肌肤，做电波前一定要先印上格子线。由于 Q 要求无痛电波，所以医生便请了麻醉医生为我进行睡眠麻醉（Propofol）。

为了避免灼伤皮肤，医生会在我麻醉前还清醒的状态下在我皮肤上测试，看我能忍受的能量是多少，并观察皮肤的反应。有些朋友可能会觉得在睡眠状态中接受治疗可能没有保障，不知道打了几发、用了什么探头、是不是医生亲自治疗……我觉得这是个人的选择，我会选择我信任的医生为我做治疗，而且一定是受过正规训练的整形外科医生。

一位有医德有信誉的医生是不会容许你的身体利益受损。有些人贪便宜去美容院给"不知是不是医生"的人做治疗其实是很不理智的，Q 听过有些不法美

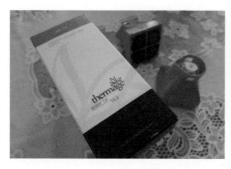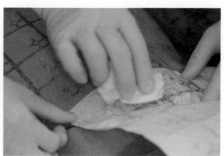

容院或无良医生使用山寨版的探头，减低成本，牟取暴利。有些美容院甚至会回收原厂的探头，再做些手脚，废物重用。所以 Q 鼓励大家如果做电波不妨把探头带回家留念，正直的医生或诊所一定欢迎。

言归麻醉，第三代电波拉皮的疼痛感当然会比旧款低，一般可以不用麻醉，但是医生平时会因情况选择睡眠麻醉或监察麻醉。这次 Q 要做腹部、臀部和大腿内侧，我不希望过程疼痛，所以要求"睡着打"。电波拉皮的作用可以分为两个阶段——实时的效果和长期的反应。当真皮层温度大于 65 摄氏度，胶原蛋白会像塑料遇热收缩，产生立即紧致和拉提的效果。

做完疗程后不妨每星期在浴室自拍一下，然后两个月后再做检视，看一下自己胶原蛋白增生的速度。

术后的几个月，真皮层的胶原蛋白会重组和增生，发挥改善肤质和轻度拉提的效果。脸部的治疗我认为绝对有效，身体的效用嘛，刚做完三个星期还有待进一步观察。不过刚做完的第二、三天，我的腹部有微酸的感觉。像做了 200 下仰卧起坐的感觉，臀部和大腿内侧感觉还好，臀部和腹部有轻度紧实的感觉。大腿内侧因之前抽过脂，松弛得厉害，大概需要多些时间长骨胶原，我会耐心等待。

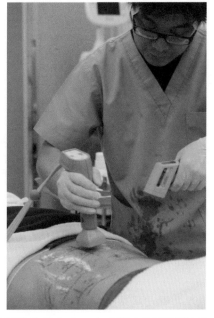

在此提醒各位想做 Body 电波拉皮的朋友，做完疗程后不妨每星期在浴室自拍一下，然后两个月后再做检视，看一下自己胶原蛋白增生的速度。刚做完 Thermage 当天别泡热澡、磨砂或涂抹果酸类刺激产品，最好多吃些蛋白质，如豆浆、雪耳、鱼肚，晚上少熬夜，这样会提升治疗效果哦。

我是个等爱的女人，也是一个等待骨胶原增生的女人。女人没有爱情滋润听起来好像有些许哀愁，然而如果能够拥有骨胶原、健康、存款和阳光灿烂的心态，等待不会是件苦差事。

激光和肉毒杆菌来瘦腿 ★

小腿是肌肉型，便不用考虑抽脂，剩下来有激光瘦腿和肉毒杆菌。

短裤短裙从来都不是我的好朋友，遗传了母亲肉肉的双腿，每次穿短裤短裙总觉得镜子快被吓到破碎。2008年11月，朋友介绍我到台北做85℃激光瘦腿手术。医生在小腿后侧关节处开了个小孔，用神经探测器伸进小腿肉，找出支配腓肠肌神经的位置后，再用激光加热到85℃，借由热力和微爆来阻断支配肌肉的神经，以达到萝卜腿肌肉萎缩，小腿慢慢变瘦的目的。

要瘦小腿，首先要了解自身的"肉质"，小腿属于肌肉型、脂肪型，或者是肌肉加脂肪型？如果小腿是属于100%肌肉型，便不用考虑抽脂这一块。如果是混合型，则要考虑双重因素。当时医生判定俺腿属于肌肉型，所以只做了激光瘦腿。

术后1个月，的确看到了成效，为此我开心了大半年，而手术时留下的小疤痕半年后也渐渐淡化。可惜"细腿不长"，喜欢做瑜伽、跳舞、穿高跟鞋的老娘，萝卜腿在一年后再次"复肥"。这推翻了声称"永久瘦腿手术的85℃"的甜言蜜语。

肉毒杆菌瘦腿是有效而且昂贵的选择，因为肉毒瘦腿要施打的剂量很多，而且效果只能维持短时间，所以终身瘦腿所需的资金，屈指一算也是挺可观的。肉毒瘦腿是利用肉毒杆菌放松肌肉，令肌肉变平滑。如果医生施打正确，是不会有什么"走路无力"或肌肉凹凸不平的情况发生的。如果希望效果更好的话，

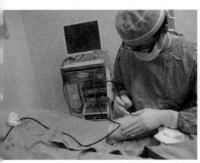
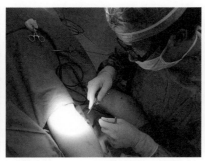
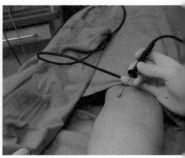

注射之后最好少穿高跟鞋，否则保固期会大大缩短。

第一次施打肉毒，最好在 3 个月后再补打一次，之后可以依照个人需要在半年或一年后做"保养注射"。做完肉毒瘦腿后 1 个月，如果发现有多余的脂肪，可以再进行抽脂。抽脂后需要拆线，服用抗生素，并且穿紧身衣。

是的，整形有限制，瘦了腿不会令我的猪蹄变成 super model 的长腿，Q 心里清楚得很，我没有不理性的奢望，只有理智的期待。正是这种期待，让我在医美界漫游。

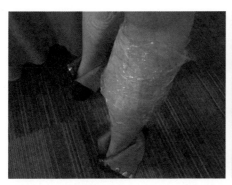
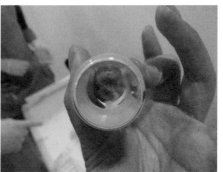

超声波杀脂 ★

　　一个小时可以有什么成就？一个小时可以如何荒废？一个小时……

　　女人的一个小时可以很值钱，也可以很不值钱。看一个小时的书比看一个小时的电视剧更文艺。做一个小时的运动比说一个小时的八卦更健美。陪父母一个小时比翻一个小时爱人的手机更有意义。

　　半年前，Q 试了超声波杀脂，它利用超声波将脂肪细胞杀死，再借由代谢由身体将脂肪酸消化掉或转移到身体其他部位。此疗程特别适合"非重量级局部肥胖"的朋友。若靠这部仪器来解决大面积的脂肪，就如同愚公移山，或者像用眼影刷来刷墙壁一样，费时又费力。干脆用抽脂还比较快速有成效。

　　然而，如果阁下只有那一点点的小肚腩，做抽脂手术也太小题大做，用斧切菜，太夸张。所以，如果阁下不怕痛、不太肥、有资金，身上有一点点厚的顽固"肥膏"，那么这部仪器可能是阁下免开刀的杀脂利器。

　　我必须老实说，第一次做超声波杀脂的效果是零，由于超声波杀脂的疼痛感不弱，而 Q 的忍痛能力是医美界数一数二的，如果我说痛的话，那就是医美新手的酷刑！所以当时我吃了止痛药，为我治疗的医生也为我打了止痛针。可是，当探头在肚皮上发射超声波时，那种像被炭烙的不适绝对难忘。我叫了："呀！呀！呀！痛！痛！痛！"于是，医生便将探头移师另一块肥膏上。

　　大家要知道，发射能量不够大有可能没有效果，如果有试过超声波杀脂又没效的朋友，那么便是能量的问题了。那次治疗痛了好几下，为我治疗的医生是位

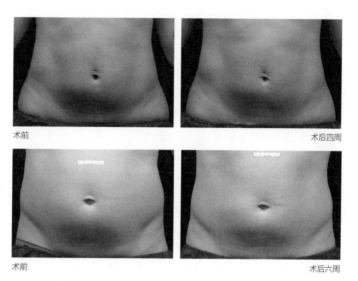

术前　　　　　　　　　　　　　　　　　　术后四周

术前　　　　　　　　　　　　　　　　　　术后六周

某两位求美者做的超声波杀脂的成效，不是 Q 的肚子哦。

安全派，大概听我在床上大叫，他的能量调得不高。回到家，什么正常的术后感觉如肿痛、酸麻、瘀青都没有，之后的 3 个月，腰和肚没有任何改变。我浪费了大家一个小时，也浪费了大家对我"肥膏"消失的期待。

有一次 Q 跟护士闲聊，她说："我们有许多客人都说有效，为什么唯独你什么效果也没有？"

我猜大概是体质的关系吧。我心有不甘。我就不信邪，再试一次吧！于是前阵子我再给超声波杀脂一次机会，也给我自己一个免开刀瘦点腰的机会，Q 又再次请上次的医生为我做治疗。这次我要"睡着"打！真心觉得麻药是医学界最美妙的发明。一觉醒来，肚子、后腰有微热感，回家后第二天感觉像做了 100下仰卧起坐，有些酸痛，唯独肚腩边被探头烫了个小水疱。但这我倒不是太在意，所有疗程一定难免有些小副作用或风险，那颗小水疱跟我的抽脂疤比，简直是蚊子比蜜蜂。

　　手术的第二周，护士叫我回诊做脂肪雕刻，据说能加速死亡脂肪的代谢。冬天做真舒服，暖暖的探头在肚子上游走。为了让这次的疗程效果更显著，我有乖乖做运动，进行排毒 5+2 饮食计划，另外还天天泡澡，一周按摩 6 小时，以求血液循环良好！

　　这一次的"一个小时"，成效虽然仍是未知数，但这一个小时让我得到非手术的安全期待。为了减掉肚腩，我送了自己一个"无痛一小时"。曾经浪费无数个一小时，而这一小时，Q 给得太爽，太甘愿！

148

低温体雕拯救小肚腩

没有恋爱过的人不会知道爱情的甜美和苦涩，没有"脂肪烦恼"的人不会明白"减肥斗士"的无奈。脂肪这东西的确令女人又爱又恨，脸部脂肪太多会显胖，太少又会显老。该长脂肪的地方（胸部）又不争气，不想留脂肪的地方又不停囤脂。饮食、运动确实影响着我们的年龄，但科学家也告诉我们，DNA决定了脂肪的分布地和囤积率。有些胖是天生的。抽脂、医美等疗程对付的是局部脂肪，雕塑身形，并不能将河马变身成白鹤仙子。

Q试了低温体雕，请它帮忙对付腰间小肚腩。自从去年运动伤了腰，体重因养伤而暴升。基本上俺全身上下都胖了不少，臀部、肚子是重灾区。之前把臀部的脂肪"搬"到胸部后，第二重灾区肚腩便成了我的第二个目标。冷冻体雕的原理是利用脂肪不耐冷的特性，借由4至5摄氏度的低温治疗器将冷冻波传送到治疗的部位。脂肪细胞遇冻后会发炎并提早衰亡，而脂肪细胞的血脂会慢慢地释放，经由淋巴系统输送到肝脏，再被肝脏分解处理。

做低温体雕前，治疗师会在治疗部位先做记号，然后敷上一片保湿棉，保湿棉必须完全服帖，要把小气泡按走，否则有可能冻伤皮肤。刚开始做会有点酸酸的感觉，一个大吸盘用力吸着肚皮脂肪那种拉扯感有点怪，还好大吸盘底下有大软垫托着，只要忍受刚开始那10分钟的酸麻感，之后的50分钟绝对是舒适的。

低温体雕只能为阁下修饰局部脂肪，不能恃着它而暴饮暴食。

　　我看着 iPad 里的电影，不知不觉中疗程已结束。掀冷冻吸盘那一刻是惊人的！看到肥肚凸起了一块红如吞拿鱼刺身的物体。摸摸看！哎哟，像刚结冰的果冻，有冰沙的手感。治疗师说术后按摩非常重要，那块被冻过的肥脂好像不属于我似的，按摩时没啥感觉。

　　回到家后，腰间冻脂已没那么红肿，只是有点小瘀青，这是正常的，不用担心。要记得，低温体雕只能为阁下修饰局部脂肪，不能仗着它而暴饮暴食，而且做完疗程一定要做运动，把释放出来的血脂代谢掉，否则有可能会令其他部位更胖。

　　我期待自己也能看到开心的效果。若一次不行，那么我会再给自己一次机会。"莫弃瘦"，是我的信念之一。

抽脂是一条不归路 ★

抽脂是条不归路，"不归"有许多原因。

抽脂不能过度，抽多了，补救难度会更高，万一抽不平，凹凹凸凸的，比没抽前还可怕。

原因一

抽脂过后，抽过的部位脂肪数目会相对地减少。脂肪细胞就像房子，而脂肪酸则需要找"房子"安居，所以没抽过脂的部位会更容易长油。因为游离脂肪都跑到没抽过部位的脂肪细胞安居去了。随着新陈代谢减慢，或美食渴求症的蔓延，长油变肥的"油膏"将会是造成"二度抽脂"的最大原因。

原因二

抽脂是种凭感觉、靠经验的"人肉工艺"。在手术的过程当中，医生很难单凭视觉去作判断，一切都要凭感觉做到心中有数。许多人都会跟医生说"尽管抽！要超瘦"。其实抽脂不能过度，抽多了，补救难度会更高，万一抽不平，凹凹凸凸的，比没抽前还可怕。

原因三

几年前 Q 在台北做水刀抽脂术后效果并不好，除了左右不均外，大腿内侧和大腿后侧凹凸不平，像"米其林"。自此，Q 便没试过裸腿穿短裤出门，换句话说，我的腿被医生搞坏了。

双腿二度抽脂 ★

之前试过抽手臂丰胸，效果不错，平日也有适量地做运动。不知为何两腿却长了油，而之前抽脂不平整的情况也更加显眼了。Q 找了医生寻求意见，医生决定为我二度抽脂，抽掉凸出的部位，再将离心后的纯脂肪注射到凹陷的位置上。

VASER 抽脂比水刀吸脂更温和，VASER 的探棒比较细，术后的疼痛度也较低。

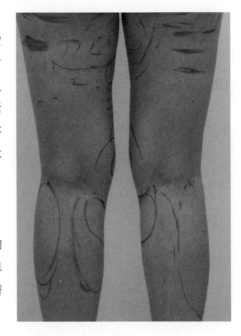

手术当天，我带着一个饥饿了 12 小时的胃去诊所报到，约中午 12 点时拍了不同角度的"米其林"腿照，之后医生便用几种防水马克笔在我的后腿做记号，这些记号很重要，它们将是医生在手术时的目标。我趴在手术台上，麻醉师用 propofol（睡眠麻醉）为我麻醉后我便进入了梦乡。

醒来的时候，觉得有点冷，贴心的护士为我盖上毛毡，我在休息室休息了一个半小时，神志稍清，护士便替我叫了外卖，吃饱了便吞了抗生素，回家休养去。术后的头两天不能洗澡，Q 只好"自行干洗"，抽脂后第二天再回医院把伤口缝上，原因是抽脂后会有大量血水留在体内，为了让血水先排掉一些，医生不会在术后立马为抽脂伤口缝线，好让棉垫将血水带走，有利复原和消肿。

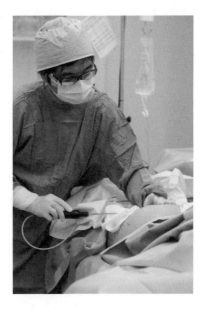

若要比较的话，我个人觉得 VASER 抽脂比水刀吸脂更温和，术后的疼痛度也较低，而且 VASER 的探棒也比较细，不像水刀的那么粗，探棒越粗，造成的皮下疤痕组织也就越多。

{ 那些你不知道的 }
医美真相

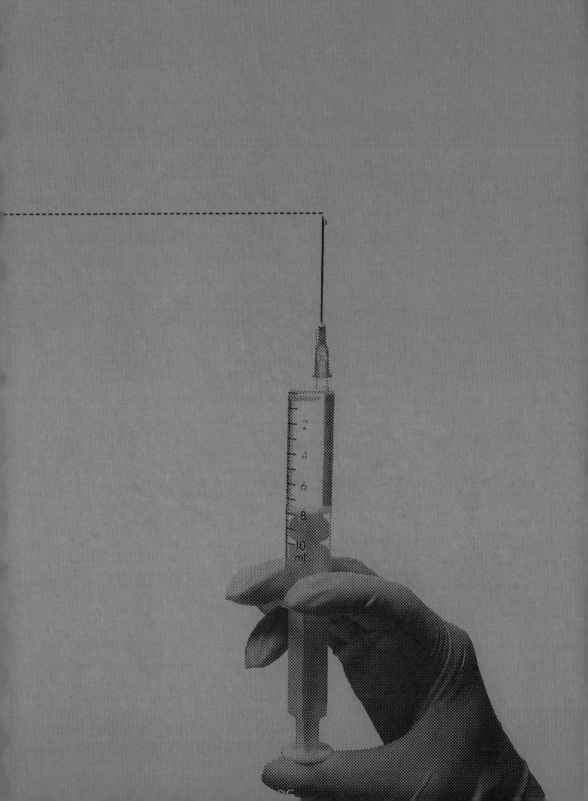

走 出 医 美 迷 宫 ★

一个好医生若知你已整形过度，他会拒绝你的要求和money。千万别轻易相信网络讨论区的分享和隐形网民的医生推荐，有些诊所会叫它们的工作人员或护士小姐假装是"客人"，在网络做假见证。

医美是个充满诱惑的迷宫，一旦走进去便容易迷失在其中。很多事情、很多副作用，厂商不会跟你说太多，说得太详细。

医美整形的确给了很多人甜头，人一旦尝过甜头，贪念便会驱使自己寻求更多的甜头，或地狱的尽头。

一个试过无数医美疗程的人最能体会当中的苦与乐。就像一个恋爱无数的人最能了解男女之间的各种滋味。圣诞、新年可以说是整形美容的旺季，大家想在节日前变美，绝对可以理解，所以Q想跟大家分享一些看过、遇过以及听过的医美真相，好让大家有所警惕。

没有最好的医生

我绝不会为任何医生做背书代言，医生犯了错，大多选择拖延、回避、口头安慰、找借口。好的医生会负起责任，为你寻求更多的解决方法。无良的医生则可能叫你付费再做其他疗程来修复之前的"误疗"。

整形失败，指责批评大多是"整者自负"。是的，风险是自己承担的，"毁容"是自找的，做没必要的手术，没人逼你，是自己活该。可是别忘了，整形成功与否，神手是医生，共犯也是医生。在某种程度上，求美者是脆弱的。若医生跟你说："我觉得你弄一下这个会更好看。"你一定会蠢蠢欲动，甚至马上付钱。

一位好的医生，一定要具备技术、医德、爱心，而一位优秀的整形医生除了以上特质，还需要有艺术细胞和美学的眼光。光会开刀、缝线是不够的。另外，医生对求美者的态度也很重要，刚整完形的人会因为术后的瘀青肿胀不适和"见不得人的修复期"而不安，好的整形医生会跟你一样，紧张术后的效果，绝不会推卸责任，明知出了状况却用"官方语言"来打发你。

一个好医生若知你已整形过度，他会拒绝你的要求和 money。千万别轻易相信网络讨论区的分享和隐形网民的医生推荐，有些诊所会叫它们的工作人员或护士小姐假装是"客人"，在网络做假见证。当然，有朋友亲身推荐会比较安全，但世事无绝对，意外发生在自己身上不需感到意外。

注射的风险很可怕

某年我差点因败血症死去，幸好命大。谨记，凡是透过静脉注射的行为都要非常谨慎。

注射填充也是近几年医美大热的整形项目。不开刀，不代表无疤痕。每一次注射，当针管刺穿我们皮肤的时候，都会造成小创伤，在皮下造成疤痕组织，因注射而留下永久的疤是很可怕的。所以第一次打填充剂，例如透明质酸（也称玻尿酸）、聚左旋乳酸（也称童颜针或液态拉皮）、微晶瓷等的时候，医生会觉得很好打，可是重复注射会在皮下造成纤维化，有时候一笑会形成一些凹痕，甚至在强光下会看到凹凸不平。聚左旋乳酸、Artefill（不可吸收的骨胶原）在美国早已兴起。以聚左旋乳酸来说，一般人如幸运的话，效果都不错。然而有8.6%的人会在治疗后出现肿块、结节和硬块。早期的硬块可注射生理盐水加按摩，必要时可注射少量类固醇。有些人在注射后6个月至18个月才出现硬块，这些后期的硬块很顽固，有时候连类固醇也无法控制，严重时可能需要做手术把硬块割除。

基本上注射聚左旋乳酸后3个月要天天按摩5分钟，而注射用的粉末至少要泡3天，治疗医生也一定要很有经验才行，否则出现硬块跟毁容没两样。Artefill的副作用也是吓人的，有兴趣又好奇的朋友可以上网搜一下"Artefill Lumps"。

净肤激光（也称白瓷娃娃）刚推出市场时，有医生建议Q做密集治疗，一个月约20次，然后每个月做"保养治疗"。有段日子我的肌肤真的可以用"无瑕"来形容。但经过了两年的"蜜月期"，我的脸上开始出现第一颗白斑，之后我便不敢如此疯狂，到现在为止，Q的脸已经两年没做净肤激光了。

> 求美跟求爱一样，没有保证；爱情和医美一样，真情难寻，假意多。大多数人只看到医美光鲜亮丽的一面，其实有许多定时炸弹埋在阁下的"脸旁"。

看到有美容院在杂志上卖广告"¥XXX 任打激光"，我简直傻眼！美容院难道不知道过度打激光会出现无可救药的白斑吗？各位姐妹别贪便宜往白斑的行列里跳呀。

Thermage 电波拉皮无需动刀，效果也不错，然而若医生操作不当也会灼伤皮肤，留下色素印或疤痕。另外，如果刚接受聚左旋乳酸注射，千万不要马上做电波拉皮，最好在注射后 6 个月再打。要不然可以先做电波拉皮，再注射乳酸。Q 听过有几个案例都是注射乳酸后几周做电波皮肤出现结节的情况，而且是满脸都是！所以大家切记，不要贪心一次做太多微整或疗程。

微针，原理上是有效用的，Q 看过满脸痘疤的男生做了几次"血淋淋"的微针疗程后，凹凸洞有明显改善。微针其实是利用伤口的愈合力刺激皮肤制造骨胶原来修补受损的肌肤。然而，若微针消毒不彻底，有可能令皮肤发炎受感染，引起蜂窝性组织炎，甚至留疤。Q 听过有"掉针事件"，更听过美容院跟客人说微针可重用，简直离谱！若要做微针，一定要找医生做，通常医生会建议做飞梭激光（CO_2 Laser, 也称点阵激光），因为伤口更小，感染机会低，不过飞梭激光也有副作用的，肤色天生黑的人容易出现"反黑"，或黑色素沉淀。

至于透明质酸，也分不同品牌和不同分子，听医生朋友说，有些品牌不易扩散，有些品牌会因地心引力，随时间移位往下掉，所以打算注射透明质酸的朋友要做功课，了解产品的特性，不要人云亦云，做无知的"爱美士"。别以为透明质酸的降解酶是救场达人，降解酶不能 100% 溶解透明质酸。有整形外科医生跟 Q 说，有位求美者之前打了透明质酸在鼻梁上，后来因外扩而打降解酶，决定放假体。当医生打开她的鼻子时，发现原来皮下仍有一块块透明质酸！

另外，降解酶不懂得分辨哪些是注射进来的透明质酸，哪些是我们人体本身有的透明质酸，所以有可能将我们身体里的也一并"溶解"掉，导致脸部凹陷的副作用。所以若非不得已，别轻易打透明质酸、降解酶！

　　说了那么多真相并不是要颠覆医美界。每一种疗程若使用正确、适量、遇医淑良，基本上是能帮助我们提升容貌的。然而，我们必须知道各项疗程的风险，从而做出选择，不要一味相信广告、美容师或网络推荐文。求美跟求爱一样，若不了解对方，如何放心去求去爱！

肉 毒 秘 事 ★

少量多次，这样除了可降低风险外，万一出了状况，毁容期也相对缩短。

靠人不如靠自己，问人不如问书本。医生"日理万脸"，时间就是医生的人民币。有许多医美的信息都得靠自己做功课。爱美可以很肤浅，也可以很专业，在你把脸蛋和存款交给医生前，也应该把产品和疗程的特性和利弊灌进脑袋里。

打肉毒杆菌是医美最基本的治疗，除了普及化、年轻化外，治疗的范围也多元化。肉毒杆菌为许多人解决了不少问题——咀嚼肌肥大、动态纹、止汗等，却也存在许多风险。现在，Q 跟大家分享一些宣传单中不会告诉你的肉毒"秘事"。

肉毒杆菌分为 A、B、C、D、E、F、G 型，但只有 A 型肉毒杆菌素被应用在美容方面。在香港的肉毒有两大品牌——Botox（保妥适）和 Dysport*（丽舒妥），听医生朋友说，Botox 的强度比 Dysport 高，换句话说，初下"肉毒海"的你若担心反应不良可以先用 Dysport 来试水。然而，医生朋友也说打 Dysport 会产生抗体（注: 产生抗体之后，注射便不再见效）的概率比打 Botox 高。

一般来说，如果每次打的剂量不多，产生抗体的机会基本上很低，Q 也建议

---

* 备注: Dysport（丽舒妥）目前并未获得 CFDA（国家食品药品监督管理总局）认证。

大家宁愿少量多次，这样除了可降低风险外，万一出了状况，毁容期也短。如果想减低打肉毒瘀青的情况发生，可以在治疗前冰敷，令血管收缩，平常有吃维生素 E、阿司匹林或中药（人参、当归）的朋友应在打针前停服一周以上。

有经验的医生在打肉毒杆菌时会用手指按住下针的下方，施加压力，以防药水渗透到其他部位。基本上，在眼周附近注射肉毒杆菌的风险大多源自药水扩散。譬如治疗眉心纹或抬头纹时，如果药水不幸渗至上眼睑肌肉，会导致眼皮无力，甚至下垂（瞌睡眼）。若遇到这类状况，医生可以使用一些眼药水舒缓副作用。如果注射的剂量不多，副作用一般不易察觉，"毁容期"也会短很多。

眉毛长得比较低或眉眼距较窄的朋友若想治疗抬头纹，要有双眉会"掉"得更低的心理准备。如果想眉头上扬营造韩式一字眉的话，最好不要同时治疗眉头和额头，两者不能兼顾。若注射抬头纹，眉头便无力上扬。

而注射眼袋或鱼尾纹也要请医生"针下留药"，Q 试过被医生在眼袋表皮打肉毒（皮内注射），其实我根本没眼袋，只有卧蚕，疗程后第 5 天我的下眼睑有被向下拉的感觉，每次洗脸都觉得眼睛要进水！据我所知，严重的会下眼睑外翻，造成暴露性的角膜炎和角膜损伤，要长期点眼药水。

若眉心和额头中段打太多肉毒会眉尾过度上扬。打皱鼻纹或鱼尾纹过量，药水扩渗会影响眼球肌肉而造成"复视"，即看东西会有重影，像没戴 3D 眼镜看 3D 电影一样。噢，打肉毒瘦脸也不可贪心，一心想要 V 形小脸，到头来打太多

有经验的医生在打肉毒杆菌时会用手指按住下针的下方，施加压力，以防药水渗透到其他部位。

则有可能变成"苦命憔悴下垂凹脸"。还有，在使用抗生素期间也最好别打肉毒，因为有些抗生素会加强肉毒的毒素作用。近年有研究发现打肉毒有可能引发更多的皱纹。当某些肌肉长期"休假"，周边不受肉毒影响的肌肉负荷便会增加。

　　说了那么多，并不是要叫大家远离肉毒，我自己也是肉毒的老客户，Q 只是希望大家更加了解这个产品，并小心使用。俺"爱美"和"求爱"的心不会因为过往的经历和身边的眼泪停止跳动。我的医美座右铭是"用心生活，莫弃爱。理智保养，莫弃美"！

没有永恒的整形手术★

很多人以为整形复原期过后的结果便是一辈子的结果。以我的经验，那是不可能的事情。任何手术都会令身体产生疤痕组织，而这些疤痕都会随时间改变而影响手术结果。

**整形跟人生许多
事一样，没有永
恒的。**

以双眼皮手术为例，如是用切割方式打造的双眼皮，术后6个月以后才会开始自然。如果用三点式缝的话，"线结附近的组织"会随时间软化，所以有许多人在缝双眼皮后的一两年后，双眼皮会"掉"下来，回复以前的模样而需要再做手术。

曾经戴牙套的朋友一定知道拆掉牙套后牙齿还是有可能在若干年后移位或不齐。抽脂这种属于侵入性的手术也会在皮层造成许多纤维化的组织，所以有许多人在抽完脂后的若干年复胖，曾抽过脂的地方在日光下看起来会不平整。所以如果有医生跟你说什么一术永逸，那么请你不要完全相信这位医生，并且质疑他的专业性。

曾经有位医生跟Q说："我帮你做的鼻子将跟随你一辈子。"当时刚做完二度隆鼻手术，并戴着鼻模的我顿时后悔，并且无语。有一辈子不变的"术果"吗？当然没有。

正因为我们的身体天天在变化（衰老），组织在更新，所以整形后的朋友一定要为自己拍照做记录，而医生的成果更不应只放术后3个月的对比照。当然，一位专业的医生更应该为求美者建立"Time line 档案"，定期帮求美者拍照并且做复查。当医生为求美者做复查时，其实也是一种医术和经验的提升，术者的经验和改变也是医学美容的参考或指标。当然，医生"日理万脸"，

任何手术都有"保质期"，过了保质期，便是"整者自负"了，但是有多少整形医生会追踪术后进展呢？

也许无法同时兼顾所有人。所以爱美的朋友不妨为自己建立一个小档案，定期为自己拍照，写些小日记，类似诊所的病历，将来有需要时可以连同这些数据跟未来的治疗医生讨论。

精明的爱美族不能眼光浅，不能盲目相信别人的话，而且一定要做足功课。我每个月都会检视自己的照片，不是自恋，而是"自我追踪、自我检视"。每天光照镜子是无法比较出细微的改变的。

以打透明质酸（也称玻尿酸）来说吧，当透明质酸慢慢流失，容貌会随着皮下透明质酸的多少而改变。所以常常有网友说："Queenie，你的样子又不一样了，是不是又去打了什么针？"其实我有好一阵子并没有注射填充物了，只是填充物被吸收掉，我的样子又有些不同罢了。所以说，不一定要做什么才会"变脸"。整与没整，我们的脸天天都在"微变"。

整形前要知道的事 ★

不是每个人都适合整形，以生理层面来说，整形是有限度的。头骨大的就算削骨也难成"若瑄小脸"，身高一米六也无法靠手术变一米七，眼球不大的就算开眼头眼尾割双眼皮也没法整成关之琳。

决定整形之前，一定要考虑三点：疗程性质、风险；医生的经验、素质；自己的身心条件是否适合整形。

整形的人一定要乐观，毕竟整形有成功也有失败，如果性格不够乐观的话，万一出现不如意的状况，一定会影响自己的生活。整形的人一定要理智，做好功课，不能在无知的情况下听信别人的意见，记得变美是为了讨好自己，不是为了别人。

整形的人内心要强大。整了形，多多少少会让明眼人发现，偶尔可能还要面对别人的闲言闲语和"意见"，内心弱会容易因外界而影响心情。

整形的人要有储蓄，虽说有些诊所会提供分期付款，甚至还有整形借贷，但要万一术后结果不如意，将来有可能需要再借钱做修复手术，"欠上加欠"是令人担忧的。

整形的人要"为己悦而容"，千万不能因为男友或老公叫你隆胸而跑去做"人肉娃娃"。曾经听过有女生因为怀疑男友想念前任，而叫医生帮她整得跟男友前任一样。整形是为了提升自己的容貌，不是做某人的翻版，切记。

别 做 医 美 急 先 锋 ★

　　人类本来就是小白鼠。我们使用阿司匹林 40 多年后，才知道每日使用 100 mg 的阿司匹林可以有效对抗血管疾病；上千位畸形儿的事实告诉我们，孕妇服用 Thalidomide（镇静剂的一种）易导致胎儿下肢缺陷；为了苗条服用减肥药诺美婷则会诱发高血压。

　　在医学美容这块，很多所谓安全的疗程其实也有很多若干时日后才被发现的担忧和副作用。一部机器、一种手术、一种针剂，在推出初期，其实早有许多小白鼠为我们这群消费者做测试。而医生刚操作这些疗程，也是新手，需要时间摸索治疗的窍门。

　　没有医生会老实告诉你："这是我第一次做抽脂手术哦！"没有医生会警告你："我的技术有待改善哦！"有些医生会为诊所小姐做治疗，其实除了想创造自家的"活招牌"外，医生是希望增加练习的机会。有些医美厂家推出新品时，他们大多会找爱美的员工，或员工家属亲友做示范模特儿或医生的"练习品"。

　　Q 曾听过许多失败的例子，这些可怜的朋友只能默默承受治疗不佳的困扰，接受了免费疗程又不好意思公之于众。

韩国整形的恐怖故事 ★

女人看到别人的好，总是心生羡慕。近年韩国整形名扬海外，世界各地的爱美朋友都会飞奔到韩国做美容、整形。韩国更是成为亚洲"整外密度"最高的国家，韩剧中的男女主角，也成了韩国医美宣传大使。

"在韩国整形好吗？"许多人问Q。

"只要能找到好医生，医生开刀当下状态好，阁下又有整形运的话，Maybe。"

医生多，不代表每个医生技术都是高超的。Q 听过许多香港女生去韩国整形的恐怖故事，很想听吧！

也许是沟通上出现了问题，也许是翻译翻得不够精准，医生帮她缩鼻翼，小到连小指也塞不进去，永远无法挖鼻孔。

鼻孔不见了？！

某位妙龄小姐不满意自己的正面露鼻孔，听说韩国是整鼻王国，便冲动跑去找韩医修鼻，也许是沟通上出现了问题，也许是当地诊所的翻译翻得不够精准，手术后，妙龄小姐发现看不见鼻孔，因为医生帮她做了缩鼻翼手术，鼻头向下，鼻子变小，小到连小指也塞不进去，永远无法挖鼻孔了。她慌了，看见自己那管比例不自然的鼻子，她没有因为整形而得到自信和快乐，反而天天活在郁闷中。

洒金并不等于变美

当医生变成百分百的生意人，医德会大大下降。好的医生会拒绝为你做不必要的整形，一切以你的利益为先；生意人会鼓励你去做一大堆不必要的手术，为的是诊所的赢利。

一位有钱太太，爱美心强、耳根软弱，跟一位相交甚浅的人飞到韩国的整形街变身。做了缩乳晕手术，抽了下巴脂肪，花了几十万港币，是几十万！在香港隆个乳，均价也差不多 8 万到 10 万港币。听说贵妇洒金变身并没有变美，只觉得花了大钱却没有开心的效果。大家知道为什么韩国整形会比较贵吗？其实贵不代表好，只是因为中间人或整形团相关人士每个人都会分得一些利益，利益自然要建立在消费者身上，真正有医德、技术高超的韩医是不需要，也不喜欢团体整形的，每天照顾自己本土的客人都忙翻了，根本没空闲理会外国人。

有些不良韩医甚至当人是动物或工厂"货品"。一般抽脂都会尽量把开刀的伤口保持最小，即 3 mm 左右。有几位去韩国抽脂的朋友说疤痕竟长达 50 mm！我猜如果该求美者是韩国医生的亲人，他一定会尽量把伤口控制到最小。

寿星公额头掉到眼皮下面去了

韩国的整形外科是出了名的大胆、激进。丰满的额头有时会令容貌更童颜，但是不是每个用脂肪丰额的人都因此而变美？这一两年有不少曾用脂肪丰额的人因脂肪存活不了，注入的自体油脂便因地心引力"下移"至眼皮，以致眼皮肥肿而下垂，需再进行抽脂。

美容的恐怖故事其实是"求美不成变毁容"或"求美不成花大钱"。我相信韩国有不少好的整形外科，只是你我未必知道，知道的人也未必愿意分享。每个地方的美容文化、审美观都不一样，再加上语言的隔膜，更加容易增加因沟通不良而造成的整容失败。当然，遇医不淑而造成的毁容更不在话下了。

　　各位爱美的姐妹，千万不要因为人云亦云而冒险。有时候，因为一点小瑕疵而得到无法还原或补救的"毁容"是挺可怕的！

　　名医处处有，寻医勿跟风。
　　名医也是人，不会永成功。
　　求美有风险，整形别冲动。

针出个急性败血症休克 ★

要不是那通电话，要不是爱犬肥鸡不停地舔我的脸，要不是我当机立断把针头拔掉，我现在已经不会在这里跟大家分享医学美容了。

医生诊断出我的症状是急性败血休克，需验血培菌，找出病因再对菌下药。

曾经在台湾某家美容诊所的好姐妹介绍 Q 打"嫦娥针"，叫嫦娥针是因为据说打了会像嫦娥的肌肤一样洁白（也没人能证实嫦娥的皮肤好不好）。嫦娥针其实类似美白针，里面有 B 族维生素、谷胱甘肽、银杏精华等等，由于没法长期飞奔到台北治疗，所以我便请女友为我购买了一大堆注射用的生理食盐水和其他材料，打算自己在家 DIY 静脉输液治疗，那堆注射用品足够让我打 6 个月。以前有一阵子常打美白针，所以对静脉输液所需的消毒、找血管、进针，都很了解，我自认自己在这方面是有天分的，正是这份自信，为我埋下了死亡之路的伏笔。

刚开始的 3 个月，一切顺利，我一边抓着橡皮管，一口咬着橡皮管的末端，像个吸毒的女人在浴室里打针。我的针头用完即弃，每次注射都会消毒两次，每次 DIY 注射都会消毒双手，那 3 个月的"居家静脉输液"很顺利，皮肤也的确不错，充满光泽。

有天晚上，我写着稿，突然想："打个嫦娥针吧！"于是拿了材料便往浴室跑……

旧家的浴室很宽敞，很多时候 DIY 面膜拍视频、泡澡、看 DVD 都在里面进行。我如常注射，接着便把点滴包拿回书房，还用衣架在天花板上 DIY 了个挂

静脉输液输了十多分钟，我开始觉得发冷、头痛、腰酸。

钩。静脉输液输了十多分钟，我开始觉得发冷、头痛、腰酸，心想："该不会感冒吧，还是……难道是点滴有问题？"

我二话不说，立马把针头拔掉，跑回床上，还开了电热毯，那时是 5 月初。过了 10 分钟，我开始发抖、胸口好重、呼吸急促、昏昏欲睡，爱犬肥鸡不时舔我的脸，一直舔……我用力地拿起电话，打了 999。好不容易像蚯蚓般从二楼爬到一楼，呼叫用人，意识开始迷糊，我记得救护车的灯，我的手好冷，我的脚好麻……我从来没有这么难受过。

到了医院，我泻了两次，双腿无力，只好用了小盆，在床上躺着拉，很没尊严地拉……我也管不了那么多，只有躺着等医生治疗我。医生为我量了血压，高压 60 多，低压只有 40 多。我立马被送到深切治疗部，打了两包盐水。一滴尿也没有排，医生说怕我肾衰竭，还叫护士帮我插尿管，插尿管真的难受。

医生诊断出我的症状是急性败血症休克，需验血培菌，找出病因再对菌下药。可是培菌需要时间，之前医生用的抗生素并没有发挥效用。我的情况愈来愈不乐观，没有力气，还一度眼前一黑，只听到声音。我觉得身体很轻盈，我应该快死了。医生为我打了强心针，我这才又醒了过来。

终于找到病菌了，是大肠杆菌。我猜是浴室里的空气中有悬浮的细菌吧……也许是药物本身已受感染……Who knows？静脉输液，直接入血，有任何问题，

是会致命的。我得到了教训。

　　幸好，我的身体本身不错，经过密集治疗，我终于踏出鬼门关。之后的两个月，身体虚弱，感觉肌肉有点萎缩，记忆力也变差了……这教训实在太大。之后，"嫦娥针"便通通拿去喂垃圾筒。以后也不敢打什么美白针静脉输液，我不愿意把生命也输掉。

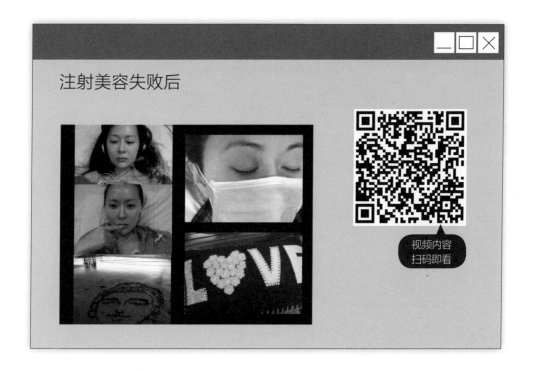

注射美容失败后

视频内容
扫码即看

整形是**为悦己而容**

1995 年的初夏，当时的男友提议我去选香港小姐，23 岁的我年少没方向，有点虚荣，满脑幻想，选美对我来说是"成名的踏脚石"，是好奇心的"出奇蛋"。每个女生都期待自己的人生因此有所改变，有更美好的事情发生。

20 个来自不同家庭背景，拥有不同学历、身材、罩杯、脸蛋、气质、理想、野心的女生都拥有一个特质——勇气。穿着泳衣在面试房让评判打量自己不算什么，把自己整个人交给 TVB 舞台，让全香港观众评头论足，才是非一般人有的勇气。每一届的选美都有人失落，有人开心。落选的我低落了一阵子，之后很快地恢复，开始寻找自己的可能性！

参选港姐已经是 20 年前的事了，这 20 几年我在摸索中成长，在挫败中学习，在迷失中领悟，在寂寞中拥抱自己。从落选港姐到"整容讲姐"，我的勇气在经历中慢慢累积。勇气和决心一路把我从"有勇而无知"带到"持勇而自知"的境界。

美容、整形对我人生有许多影响。除了"整我的肉身"外，Q 一直很努力整顿内心和想法。外层的整形有限制，内在的整形是无上限的！外貌也许是机会的门票，却不是幸福的"终身通行证"！

这本书，是 Q 的分享，是我的部分变身记录，也是一位"没女" Q 的奋斗史。我不是天生的女神，此刻也不是倾国倾城的女神，我是一个不会放弃自制幸福，努力做自己心目中女神的忠臣。

Please join me！

"靠人不如靠己，爱美问人不如看本书。"